JAAP HUIBERS

FRAU SEIN ... FRAU BLEIBEN

mit Kräutern und richtiger Ernährung
– Ein Ratgeber –

AURUM VERLAG
FREIBURG IM BREISGAU

Der Titel der bei Uitgeverij Ankh-Hermes bv, Deventer,
erschienenen holländischen Originalausgabe lautet:
VROUW ZIJN . . EN BLIJVEN
met kruiden en voeding.
Die deutsche Übersetzung besorgte ruth-elisabeth.

CIP-Kurztitelaufnahme der Deutschen Bibliothek
Huibers, Jaap:
Frau sein . . . Frau bleiben
mit Kräutern und richtiger Ernährung:
e. Ratgeber/Jaap Huibers.
[Die dt. Übers. besorgte Ruth-Elisabeth]. –
Freiburg im Breisgau: Aurum-Verlag, 1983.
Einheitssacht.: Vrouw zijn . . . en blijven
met kruiden en voeding ⟨dt.⟩
ISBN 3-591-08173-6

1983
ISBN 3 591 08173 6

Gesamtherstellung:
Landsberger Verlagsanstalt Martin Neumeyer.
Printed in Germany.

Inhalt

Einleitung

Frauenleiden scheinen eine Dimension mehr zu haben als andere Krankheiten.
Wie selten läßt eine Frau, die Probleme mit ihren Geschlechtsorganen hat, einen Mann an eben diesen Problemen teilnehmen. Meist holt sie Rat bei einer Frauenzeitschrift ein, bei der Freundin, der Mutter oder der Schwester. Das ist auch ganz verständlich. Denn ein Mann kann ja typisch weibliche Beschwerden nicht nachfühlen. Mit anderen Worten: Der Mann empfindet keine *Sympathie* (aus dem Griechischen syn = zusammen + pathos = Leiden = sympathein = Mitleiden) für das, was die Frau körperlich als Problem oder auch als Freude empfindet.
Die kulturelle Entwicklung der letzten Jahrhunderte hat das ihre dazu beigetragen. Die Ansicht von der (angeblichen) Minderwertigkeit der Frau, gemessen an den Qualitäten des Mannes, wurde in der Vergangenheit ja immer wieder hochgespielt.
Es gibt einen weiteren Grund dafür, daß der Mann die körperliche Situation der Frau kaum zu erfassen vermag: Allmonatlich durchlebt die Frau eine Phase der körperlichen Umstellung, die dem Manne völlig fremd ist. Die Verfasser alter Kräuterbücher sprachen in diesem Zusammenhang von der »natürlichen Krankheit der Frau«.
Die Frau wird weit mehr als der Mann mit rein körperlichen Gegebenheiten konfrontiert. Die Menstruationsphase wird oft als ein Zustand empfunden, der sich stark auf das normale Leben auswirkt. Und die Wechseljahre sind für manche Frauen eine Hölle. Wenngleich sich derzeit die Stimmen mehren, die auch beim Mann »Wechseljahre« in Betracht ziehen – man spricht dann gern von »Midlife-crisis« –, so erfährt er doch keine so einschneidende körperliche Veränderung wie die Frau.

Die Frau allein ist es auch, die ein Lebewesen, von ihr und ihrem Partner gezeugt, neun Monate lang unter ihrem Herzen trägt. Die Schwangerschaft stellt für die Frau gleichfalls eine große Umstellung dar und zwar nicht nur in psychischer Hinsicht, sondern auch – hormonell bedingt – physisch.
Abgesehen von diesen mehr oder weniger »natürlichen Krankheiten« können der Frau auch die Eierstöcke (Ovarien) oder die Gebärmutter (Uterus) zu schaffen machen. Monat für Monat erlebt oder erleidet die Frau, ob diese Organe normal funktionieren oder nicht.
Kurzum, die Frau ist ein Geschöpf besonderer Art, das eben darum seine körperlichen Probleme nur ungern vor einem Mann ausbreitet und lieber den Rat »Mitleidender« einholt. In diesem Büchlein werden viele der typisch weiblichen Beschwerden zur Sprache kommen. Gerade die Naturheilkunde bietet ja vielerlei Möglichkeiten, solchen Unpäßlichkeiten zu begegnen.
Die moderne Schulmedizin hat für Frauenleiden eine ganze Menge Hormonpräparate zur Hand. Der Naturheilkundige verfügt darüber hinaus noch über eine ganze Reihe anderer Behandlungsalternativen.
Im Verlauf meiner Ausführungen werde ich auch ein Antikonzeptivum – im weiteren schlicht »die Pille« genannt – zur Sprache bringen, das immer noch im Mittelpunkt vieler Diskussionen steht. Ich bin der Auffassung, daß sich die Pille in manchen Familien bestimmt segensreich ausgewirkt hat. Doch dieser »Segen« bezieht sich auf die gesellschaftlich orientierten Erfolge. Mit anderen Worten: Wenn ein Paar sozial so gestellt ist, daß eine Schwangerschaft einer Katastrophe gleichkäme, dann kann die Pille von Nutzen sein.
Heutzutage sind die Möglichkeiten gegeben, daß sich zwei Menschen gelöst und unverkrampft lieben. Es gibt allerdings auch ein kosmisches Gesetz der Ausgewogenheit, wonach Genuß allein nicht ungestraft bleibt. Mit dem Wort »ungestraft« will ich zum Ausdruck bringen, daß jedes Ding auf Erden auch eine Kehrseite hat. Man könnte auch sagen, daß aus einem Nichts kein Etwas werden kann, oder daß das, was

auf der einen Seite gewonnen wird, auf der anderen wieder preisgegeben werden muß. Aus diesem Blickwinkel möchte ich mit Ihnen über die Vorteile, mehr aber noch über die Nachteile der Pille sprechen.
Außerdem will ich Ihnen einiges über heilkräftige Kräuter und homöopathische Mittel erzählen.
In einem weiteren Kapitel befasse ich mich mit den Zusammenhängen zwischen Ernährung und Frauenleiden. So kann – um nur ein Beispiel anzuführen – eiweißreiche Kost während der Menstruation eventuelle Beschwerden merklich verschlimmern.
Dieses Büchlein will vor allem auf die Möglichkeiten hinweisen, die es »auch noch gibt«, um mehr oder minder unangenehme Frauenleiden zu lindern. Es will den Frauen helfen, den Teufelskreis, in dem sich viele von ihnen befinden, zu durchbrechen, ohne daß es Trümmer gibt.
Die Frau ist ein ganz besonderes Wesen. Manchmal denke ich bei mir: Wer eine Frau wirklich versteht, weiß, was Leben heißt; und wer mit einer Frau zu leben versteht, ist ein Lebenskünstler. Wozu eine Frau einen doch inspirieren kann!

1. Die Frau und ihre Leiden

Im Rahmen dieses Büchleins müssen wir uns auf einige nicht allzu komplizierte Frauenleiden beschränken. Ich habe übrigens keineswegs vor, Behandlungsanweisungen für bestimmte Krankheiten zu geben. Diesbezüglich gibt es genügend gute Bücher. Wem es also lediglich um die Bekämpfung rein körperlicher Beschwerden geht, der kann sich der einschlägigen Literatur bedienen. In diesem Bändchen sollen – so wie in meinen anderen Kräuterbüchlein – vornehmlich die Hintergründe bestimmter Leiden ausgeleuchtet werden. Manchen Leser(inne)n mag diese Denkweise etwas befremdend erscheinen, andere werden dankbar dafür sein. Wenn einem Menschen körperliche Beschwerden zu schaffen machen, so kann man zu deren Linderung mehrere Wege beschreiten. Man kann beispielsweise den Menschen mit einer Maschine vergleichen. Ist bei dieser ein Einzelteil schadhaft geworden, so wird es wenn möglich entfernt, andernfalls repariert oder durch ein neues ersetzt. Das Arbeitsgebiet eines Zahnarztes verdeutlicht das besonders gut: Ein schadhafter Zahn wird repariert (plombiert), entfernt (gezogen) oder (durch eine Brücke bzw. Prothese) ersetzt.
Viele Krankenhausärzte haben sich diese Denkweise zu eigen gemacht. Ein Spezialist weiß erstaunlich viel über sein »Teilgebiet«, sein »Einzelteil«, so daß ich fast sagen möchte: Ein Fachärzte-*Team* gäbe *einen* ausgezeichneten Arzt ab.
Ein anderer, von mir gerne eingeschlagener Weg ist der, den Menschen als Gesamtheit zu sehen. Kenntnis der verschiedenen Einzelteile ist zwar gut und notwendig, doch darf man sich nicht auf die »Reparatur eines Stückes« beschränken und die »Gesamtheit Mensch« darüber unberücksichtigt lassen.
Eine wichtige Voraussetzung ist die Erkenntnis, daß

der Mensch aus Körper *und* Geist besteht. Selbst ein Arzt, der den *gesamten Körper* seines Patienten in Betracht zieht, hat damit noch nicht den *gesamten Menschen* erfaßt. Zwischen Körper und Geist gibt es eine fortwährende Wechselwirkung. Es fragt sich nur, wo die Ursache einer Erkrankung zu suchen ist – beim Körper oder beim Geist. Doch darauf möchte ich hier nicht näher eingehen. Eins steht für mich freilich fest: Jedes körperliche Leiden hat einen geistigen Hintergrund; ich sage bewußt nicht »eine geistige Ursache«. Wer sich des geistig-körperlichen Wechselspiels bewußt wird, öffnet damit eine zusätzliche Dimension, die zur Besserung – oder richtiger Harmonisierung – der Gesamtsituation beitragen kann. Häufig erleben wir selbst, daß Unausgewogenheiten, Spannungen und/oder Disharmonien auf geistigem Gebiet sich im körperlichen Bereich auswirken. Man sollte zwar meinen, daß irgendwelche Unausgeglichenheiten geistiger Art nur Störungen auf geistigem Gebiet bewirken. Doch das trifft keineswegs immer zu. Im Gegenteil, häufig ist der Körper der Prügelknabe für geistige Disharmonien.

Wer sich nur um sein körperliches Wohlbefinden kümmert, ist recht töricht. Er geht am Wesen der Dinge vorbei. Wer als Heiler wirken, vielleicht sich gar selbst heilen will, muß zum Kernpunkt des Leidwesens vorstoßen. Ich hoffe, nicht als Frömmler oder Kirchenapostel durchzugehen, wenn ich freiaus bekenne, wie glücklich und dankbar ich für die Existenz einer »geistigen Welt« bin. Diese geistige Welt wird mir durch Bibelstellen zugänglich und verständlich gemacht. Verstehen Sie mich bitte recht: Diese Aussage entspricht meiner persönlichen Überzeugung. Es gibt eine Vielzahl tiefgründiger Schriften, aus denen man sein »geistiges Weltbild« ableiten kann. Dieses Büchlein steht jedoch ganz im Zeichen seines Autors Jaap Huibers und seiner Überzeugungen.

Wenn wir nach den Hintergründen des Menschseins suchen – vornehmlich im Hinblick auf Gesundheit oder Krankheit –, so müssen wir zum Ursprung des menschlichen Seins zurückkehren. Schon Paracelsus führte aus, das erste und wichtigste Buch der Heilkunde sei Gott. Wer könnte auch den menschlichen

Leib besser kennen als sein Schöpfer? Wenn der Mensch wirklich seinen Urauftrag erfüllen, nämlich lebender Mensch sein will, muß er Fühlung mit dem Ursprung seiner Existenz halten.
Selbst ein so rational ausgerichteter und praxisorientierter Mensch wie Johann Sebastian Bach schrieb zu Beginn seines *Orgelbüchleins:* »Den höchsten Gott allein zu ehren, dem Nächsten d'raus sich zu belehren«.
Nein, keine Bigotterie und Frömmelei! Im Gegenteil: Jeder Mensch, nicht zuletzt jeder Arzt – wie gescheit und gebildet er immer sein möge – kann nicht umhin zuzugeben (sofern sein Empfinden nicht von einer Lawine medizinischer Programme verschüttet ist), daß der Schöpfer des Menschen einen unvorstellbar tiefen Einblick in das Geheimnis des Lebens gehabt haben muß. Und die Evolutionstheorien? werden Sie denken. Ach ja, je mehr ich mich damit befasse, desto unsinniger kommen sie mir vor. Es verhält sich damit so, als zerlege man eine Blume, um mittels Determination in Erfahrung zu bringen, wie sie heißt. Schließlich kennt man den Namen, die Blume selbst jedoch (das Leben) liegt zerstückelt vor einem. Alles erklären zu können, bedeutet keineswegs, daß das Leben dadurch neue Dimensionen erhält. Vielmehr führt ein großes Wissen (worunter hier kausales Wissen zu verstehen ist) eher zu Kummer und Sorgen.
Aus diesem Blickwinkel will ich versuchen, die körperlichen Beschwerden der Frau zu beschreiben.

Die Menstruation

Die allmonatlich erfolgende Menstruation (oder wie es früher hieß: die natürliche Krankheit der Frau) ist für manche Frauen eine Freude, andere merken wenig davon, und wieder andere werden dadurch völlig aus der Bahn geworfen. Jede Frau weiß, was sich bei der Menstruation biologisch abspielt. Der Prozeß bewirkt – vereinfachend ausgedrückt – eine Reinigung der Gebärmutter, die danach zur Aufnahme einer neuen Eizelle und deren Befruchtung bereit ist. Ohne Empfängnis wird die Gebärmutterschleimhaut nach normalerweise 28 Tagen wieder abgestoßen. Bei der Monatsblutung handelt es sich also um einen wichtigen Reinigungsvorgang, in den das ganze Wesen der Frau einbezogen ist. Auch rein körperlich gesehen geht es bei der Menstruation nicht allein um die Gebärmutter, sondern um das gesamte Hormonsystem.

Art und Stärke der Menstruation lassen auf das Naturell der Frau schließen. Manche benutzen den Ausdruck »normale Menstruation«. Was das angeht, bin ich etwas skeptisch, denn ich halte ihn für ebenso fiktiv wie den Ausdruck »normaler Mensch« oder »normales Kind«. Praktisch zeigt sich doch immer wieder die Individualität eines jeden einzelnen. Man kann sagen, daß die Menstruation von Fall zu Fall einen bis sieben Tage dauert. Auch ihr Verlauf und die Stärke des Blutverlusts ist unterschiedlich.

Was sagt nun die Menstruation über das Wesen der Frau aus? Zur Beantwortung dieser Frage müssen wir einen Abstecher zu den alten Naturheilkundigen und Philosophen machen. Diese kannten eine *Dreigliederung* des menschlichen Körpers. In jüngerer Zeit (etwa Anfang unseres Jahrhunderts) griff Rudolf Steiner diesen Gedanken wieder auf und belebte ihn neu. Er unterscheidet

1. das *Nerven-Sinnes-System* (mit dem Kopf als Mittelpunkt),
2. das *rhythmische System,* zu dem auch die Atmungs- und Verdauungsorgane gehören (mit dem Herzen als Mittelpunkt), sowie
3. das *Stoffwechsel-Gliedmaßen-System* samt Geschlechtsorganen.

Diese drei Bereiche gibt es bei jedem Menschen, jedoch selten im gleichen Verhältnis zueinander; meist überwiegt also der eine oder andere. So merkt man bei manchen Leuten sehr deutlich, daß Nerven und Sinne für sie von ausschlaggebender Bedeutung sind. Sie sind nüchtern, kausal und rational denkend, Verstandesmenschen also. Vom Kopf geht eine Verhärtungstendenz aus. Er ist der Gegenpol zum Stoffwechsel-Geschlechtsorgan-Bereich. Die vom Kopf ausgehenden Einflüsse zielen auf eine Degeneration des Körpers ab. Der Stoffwechsel-Geschlechtsorgan-Pol hingegen ist auf Regenerationsprozesse ausgerichtet. Der Unterleib des Menschen ist stärker durchblutet als der Kopf. Das Denken geschieht im Kopf, das Erleben im Unterleib.

Wenn also eine Frau relativ kurz menstruiert und dabei wenig Blut verliert, deutet das auf ein Überwiegen des Nerven-Sinnes-Systems hin. Es handelt sich dabei meist um einen sachlichen, leidenschaftslosen Typ.

Bei einer langwährenden, starken Menstruation kann man auf Vorherrschen des Stoffwechsel-Geschlechtsorgan-Pols und einen Typ schließen, der sehr gefühlsbetont und gemütvoll ist.

Zu schwache Menstruation deutet vielfach auf eine Störung der Stoffwechselprozesse hin; meist jedenfalls gehen spärliche Blutungen mit solchen Beschwerden einher, die durch zuviel Kopfarbeit ausgelöst werden – also Kopfweh, Rückenschmerzen, Schlaflosigkeit, Asthma, Kreislaufbeschwerden, Unfruchtbarkeit, manchmal auch Rheumatismus. Eine unzureichende Menstruation läßt auf eine mangelhafte »Durchglühung« des Körpers schließen. So wundere ich mich eigentlich immer wieder über diejenigen Frauen, die sich etwas auf ihre minimale Regelblutung ohne die mindesten Beschwerden einbilden. Aus der Sicht des Naturheilkundigen gibt das zu denken.

Eine kräftige Menstruation deutet darauf hin, daß der Körper eines gesunden Reinigungsprozesses fähig ist. Bei jungen Mädchen mit starken, oft mit Leibschmerzen verbundenen Monatsblutungen suchen besorgte Mütter nur allzu gern sofort den Arzt auf, der meist auch gleich etwas verschreibt, um die Sache etwas zu dämpfen. Dann kann das Kind doch wenigstens am Schulunterricht teilnehmen und versäumt nicht ausgerechnet die so wichtige Mathematikstunde. O, ihr törichten Mütter! denke ich dann. Statt eure Töchter mit den gewaltigen Naturkräften – heilsame Kräfte im Grunde – vertraut zu machen, drängt ihr sie noch hin zum Nerven-Sinnes-System! Freilich, ich verstehe das: Jemand mit ausgeprägtem Nerven-Sinnes-System ist – gemessen an den heutigen Normen – (scheinbar) besser dran als ein von Emotionen und

Gemütsbewegungen beherrschter Mensch. Unsere Gesellschaft fordert nun einmal Zeitgenossen, die möglichst computergemäß sind. Bedauerlicherweise bedenken solche Mütter nicht, daß das Zurückdrängen der ursprünglich starken, ja sogar heftigen Menstruation später einmal verhängnisvolle Auswirkungen haben kann. Einen Reinigungsprozeß des Körpers darf man weder verkürzen noch mindern; das ist aus naturheilkundlicher Sicht geradezu eine Todsünde.
In meiner Praxis erlebe ich immer wieder, daß zahlreiche Beschwerden bei Frauen mit schwacher Regelblutung zu bessern bzw. zu beheben sind, wenn man die Menstruation mittels Kräutern und/oder homöopathischen Mitteln kräftig anregt.
Man störe nie natürliche Prozesse: Sie wirken wie ein Arzt im Menschen! Äußerst selten ist ja eine Menses dermaßen stark, daß es durch zu hohen Blutverlust zu Komplikationen kommt und man eingreifen muß. Zwingen Sie dem Körper nicht Ihren Willen auf! Wenn auch die heutige Zeit dem Kopf soviel abverlangt, tut eine Frau doch gut daran, Frau zu bleiben und natürlichen Vorgängen freien Lauf zu lassen. Halten Sie sich mit Ihrer Kultur ja nicht für klüger als die Natur Ihres Körpers! In der Einleitung sagte ich, daß Frauenleiden eine Dimension mehr zu haben scheinen als andere Krankheiten. Wissen Sie eigentlich, was das Geheimnis des typisch Weiblichen ist? Die Frau ist das einzige Geschöpf auf Gottes Erde, das imstande ist, *sich vollständig hinzugeben.* Ein Mann kann das nie so wie eine Frau, für die Hingabe ein Wesensbestandteil ist. Die Frau ist Symbol des Empfängnisses; sie nimmt die Samenzelle auf, um die Art zu erhalten.
Heutzutage erlebt man in zunehmendem Maße, daß Unterschiede zwischen typisch Männlichem und typisch Weiblichem verwischt – gewissermaßen »glattgebügelt« – werden sollen. Viele Frauen haben sich zu extrem alternierenden neuartigen Frauenbewegungen zusammengeschlossen und sind dabei, sich allein dadurch körperlich und geistig zu vergiften, daß sie der Natur den Kampf angesagt haben. Aber Frau bleibt Frau und Mann bleibt Mann. Punktum. Eine Frau gibt sich hin; ein Mann fordert. Das sind Ur-

prinzipien. Beide sind nötig. Keines von beiden – weder das männliche noch das weibliche – ist verständiger, besser, ausgewogener, natürlicher, minderwertiger, tonangebender usw. als das andere. Menschen, die ihre Wesensart – sei es nun ihre Weiblichkeit oder ihre Männlichkeit – verleugnen, kann ich nur als töricht bezeichnen. Es ist heute mehr denn je vonnöten, daß ein jeder – Mann oder Frau – die ihm eigene Natur erkennt!

Obgleich dieses Büchlein nicht der rechte Ort ist, ausführlicher auf ein Thema einzugehen, das mir sehr am Herzen liegt, möchte ich es doch wenigstens anschneiden: Meiner Ansicht nach wären viele Unterleibstumore vermeidbar, wenn sich »die natürliche Krankheit der Frau« möglichst ausgiebig vollzöge. So ist beispielsweise der Trend zur Tamponbenutzung eine nicht zu unterschätzende Quelle verschiedenster Beschwerden. Ich halte es für wahrscheinlich, daß durch die Benutzung von Tampons der Bildung von Gebärmutterkrebs Vorschub geleistet wird. Das, was aus dem Körper will (das Blut), sollte in seinem Fluß nicht gehemmt werden. Entsprechende Forschungsprojekte wären bestimmt angebracht. Natürlich, ein Tampon gibt der Frau völlige Freiheit. Sie merkt dann kaum etwas von ihren kritischen Tagen. Sie kann praktisch alles tun und lassen, was sie will. Aber zum Donnerwetter – ist sie nun Frau oder nicht? Weshalb muß eine Frau während der vier oder fünf Tage im Monat unbedingt und um jeden Preis gesellschaftlich voll funktionstüchtig bleiben?

Die Erfindung des Tampons ist eigentlich eine Blamage für den Mann. Damit ist doch im Grunde seine Rücksichtslosigkeit unter Beweis gestellt, seine allzu geringe Bereitschaft, der Frau während der Menses etwas Schonung zuzubilligen und ihr etwas Fürsorge angedeihen zu lassen. Sie werden sich fragen: Was für ein gefühlsduseliger Simpel schreibt denn sowas? Respekt vor dem Nächsten, Verständnis und Entgegenkommen sind unmoderne Begriffe geworden, sie sind »out«. Mag sein, daß ich wirklich ein romantischer Idealist bin.

Brächte der Mann wieder mehr Verständnis für die Prozesse auf, die sich in der Frau abspielen, würde

das den Frauen nur zugute kommen. Also Frauen, erzieht eure Männer!
Wer zählt die Frauen, die nur deshalb Probleme mit ihren kritischen Tagen haben, weil sie sich im Grunde scheuen, *wirklich zu menstruieren!* Gerade im Berufsleben des Mittelstandes, wo die Frau (rational gesehen) ständig funktionstüchtig sein muß, ist kein Raum für ihren natürlichen Reinigungsprozeß! Nein, da wird die Pille geschluckt und der Zyklus beeinflußt. Die Monatsblutung kann nach eigenem Ermessen medikamentös unterdrückt und zu einem anderen Zeitpunkt (der gelegener ist) »abgerufen« werden. O Mensch, was bist du für ein Tor!
Die ganze Welt und somit auch der Mensch, der sich tieferer Zusammenhänge bewußt geworden ist, sucht nach Frieden und Glück. Und auf der Suche nach dem Glück stürzt man sich in die Fülle materieller Möglichkeiten ... aber Friede und Glück stellen sich nur dann ein, wenn der Mensch wieder entdeckt, daß der einzige Grund seines Menschseins aus der Tatsache abgeleitet werden kann, daß er als »lebender Mensch« geschaffen worden ist. In der Schöpfungsgeschichte heißt es ja: »... und er (Gott) blies ihm (dem Menschen) den Odem des Lebens in seine Nase.« (1. Mose 2,7) Wer diesen Lebensodem nie verspürt, sondern gesellschaftlich akzeptable Zustände herbeizuführen trachtet, verleugnet seinen eigenen Ursprung.
Möge es jeder Frau »nach Art der Frauen« ergehen. Es wird ihr zum Heil gedeihen und sie zur Besinnung bringen.

Der Weißfluß

Der heute so häufig auftretende Weißfluß kann eine Frau schier zur Verzweiflung bringen, sei es auch nur durch den meist damit verbundenen Juckreiz. Dabei wissen, wie sich herausgestellt hat, viele Frauen kaum, worum es sich bei diesem Leiden eigentlich handelt.
Eine der häufigsten Ursachen ist u. a. ein auf der Vaginalschleimhaut wuchernder Sproßpilz (Candida

albicans); von den Flagellaten sei das Trichomonas vaginalis erwähnt. Zur Behandlung des Weißflusses bedient sich die Schulmedizin vornehmlich desinfizierender Vaginaltabletten. Die damit erzielten Erfolge sind jedoch meist nur von kurzer Dauer.
Aus naturheilkundiger Sicht könnte man Weißfluß eher als eine Art »hypophysärer Zuckerkrankheit« bezeichnen, die den Pilzbefall der Vaginalschleimhaut zur Folge hat. Ich will versuchen, Ihnen diesen Vergleich zu erklären. Wenn wir von Zuckerkrankheit sprechen, haben wir es – medizinisch gesehen – mit einer Situation zu tun, in der ein Organ (die Bauchspeicheldrüse) ein bestimmtes Hormon (das Insulin) nicht mehr (ausreichend) erzeugen und dem Blut zuführen kann. Ich teile nicht die Ansicht der Schulmedizin, daß die Einstellung der Insulinproduktion auf einer Erkrankung der Bauchspeicheldrüse beruhe. Meiner Auffassung nach verhält es sich beim Diabetes vielmehr so, daß der Mensch dadurch zuckerkrank wird, daß er aus seinem tiefsten Wesen heraus keine Kohlehydrate (mehr) akzeptieren will. In meinem Büchlein *Das Gewicht, das zu Ihnen paßt* bin ich ausführlich auf die Nährstoffe (Kohlehydrate, Fette, Eiweiße, Mineralstoffe/Vitamine) und die Zusammenhänge mit bestimmten Aspekten des psychischen Seins eingegangen. Denn der Körper des Menschen paßt sich stets seiner Geisteshaltung an.
Doch zurück zum Weißfluß. Dieses Leiden tritt am häufigsten bei solchen Frauen auf, die eine Zeitlang die Pille genommen haben. Diese enthält zwei Hormone. Eines davon ist das weibliche Geschlechtshormon Östrogen, das u. a. durch die Hypophyse (Hirnanhangsdrüse) gesteuert wird. Beim Einnehmen der Pille wird dem Körper also von außen Östrogen zugeführt, was zur Folge hat, daß die Steuerungsfunktion der Hypophyse mehr oder weniger überflüssig wird. Mit anderen Worten: Durch die Pille wird ein Tätigkeitsbereich der Hypophyse weitgehend inaktiviert. Dadurch erklärt sich auch, daß viele Frauen durch die Pille so »unweiblich« werden – und zwar dahingehend, daß ihr Sexualtrieb gedämpft wird, daß sie also kaum noch das Bedürfnis nach Geschlechtsverkehr haben.

Durch die partielle Inaktivierung der Hypophyse ändert sich das chemische Milieu der Vaginalschleimhaut. Ihre normalerweise leicht saure Reaktion schlägt in eine alkalische um und bildet damit einen idealen Nährboden für jene Mikroorganismen, die den Weißfluß hervorrufen.
Zusammenfassend kann man also sagen, daß die durch die Pille verursachte Wirkungsbeeinträchtigung der Hypophyse zu einer alkalischen Veränderung der Vaginalschleimhaut führt, welche infektiösen Prozessen Vorschub leistet, so daß es zum Weißfluß mit all seinen unangenehmen Begleiterscheinungen kommt. Es tritt oft eine dermaßen starke Reizung und Überempfindlichkeit der Vaginalschleimhaut ein, daß der Geschlechtsverkehr für die Frau äußerst schmerzhaft und infolgedessen kaum noch möglich ist.
Im Laufe meiner weiteren Ausführungen werde ich auf Behandlungsmöglichkeiten zu sprechen kommen, die einer Normalisierung der Hypophysenfunktion dienen. Es handelt sich dabei also nicht um Mittel gegen den Weißfluß als solchen; denn mit einer Bekämpfung der Symptome ist auf lange Sicht nichts gewonnen.

Die Wechseljahre (Klimakterium)

Oft bin ich versucht, in diesem Zusammenhang von einer »Panikperiode« vieler Frauen zu sprechen. Es ist eine Zeit, in der sich hormonal einiges ändert: Die Menstruation und die Empfängnisfähigkeit hören auf. Warum aber »Panikperiode«? Nun, wir müssen uns vor Augen halten, daß es im Körper Stoffe gibt, die nicht ausschließlich wäg- und meßbare Funktionen haben. Ein allopathischer Arzt sieht in einem Hormon nichts anderes als eine Substanz, die bestimmte Aufgaben erfüllt. Das Wort Hormon kommt aus dem Griechischen und bedeutet soviel wie »treibe an« oder »rege an«. Es beinhaltet also etwas Aufreizendes, Anregendes, einen Impuls – alles Begriffe, deren Kernpunkt die *Schöpfungskraft* ist. *Hormone sind folglich Initiatoren der Schöpfungskraft.*

Sobald während der Wechseljahre bestimmte Hormonfunktionen aufhören, gerät eine kreative Frau in Panik. Ihr wird bewußt, daß sich mit dem Ausfall der Menses und der Empfängnisfähigkeit eine Art Kreativitätsvakuum bei ihr bildet. Es ist nämlich ganz bezeichnend, daß Frauen, die nie besonders kreativ waren, auch kaum etwas von den Veränderungen wahrnehmen, die während des Klimakteriums stattfinden. Hier können wir wieder an die Dreigliederung erinnern: Frauen, deren Leben überwiegend vom Nerven-Sinnes-System geprägt war (also rational, nüchtern und sachlich denkende Menschen), haben während der Wechseljahre weitaus weniger Beschwerden als solche, deren Leben im Zeichen des Stoffwechsel-Gliedmaßen-Systems stand (also emotionale Typen). Wir sollten uns also darüber klar sein, daß jedwede geistige Kreativität mit einer Hormonaktivität im Körper gekoppelt ist. Wenn sich die Frau dessen bewußt ist, bekommt sie die Wechseljahre besser in den Griff. Sie erhält ja ab dem Klimakterium die Möglichkeit, geistig reger und kreativer zu werden. Mit diesem Lebensabschnitt beginnt für sie die Zeit der »weisen Frau« (in der ursprünglichen Bedeutung von klug, wissend).
Auch der während dieser Jahre häufig auftretende Blutandrang zum Kopf (Wallungen) läßt sich aus diesem Blickwinkel erklären. »Blutstauungen« (wie ich es einmal nennen möchte) sind gewissermaßen ein Ausdruck des menschlichen Stoffwechsels. Man könnte auch sagen, daß es sich dabei um eine zu starke Stoffwechsel-Aktivität des Nerven-Sinnes-Systems (Kopf) handelt. Es ist, als wolle der Unterleib den Kopf darauf hinweisen, daß er nunmehr seine (des Unterleibs) Aktivität übernehmen müsse. So erklärt es sich, daß Betätigungen wie Malen oder Schreiben von Erzählungen bzw. Gedichten sowie die Führung eines Tagebuchs in dieser Zeit recht heilsam sein können. Man verarbeitet dann mit dem Kopf die verschiedensten Regungen und Bedürfnisse (unterer Pol). Zuviel Aktivität des Nerven-Sinnes-Systems (Kopf, Gehirn) führt indessen gelegentlich zu einem Krankheitsbild, das man als *Neurasthenie* oder besser *neurasthenisches Syndrom* bezeichnet.

Wirkt sich der »Stoffwechsel« (unterer Pol) zu stark aus, so spricht man von *Hysterie* (aus dem Griechischen von dem Wort für Gebärmutter abgeleitet: Mutterweh). Das Klimakterium bietet also, wie jedem einleuchten wird, günstige Voraussetzungen für hysterische Verhaltensweisen.

Entfällt die normale Funktion der Gebärmutter und wird sozusagen auf den Kopf verlagert (Blutandrang, Wallungen), so kann das zu panikartigen Reaktionen, schlimmstenfalls sogar zu hysterischen Anfällen führen. Sollte Ihnen das passieren, so fürchten Sie nicht für Ihre Gesundheit, denn es hat wirklich nichts zu bedeuten. Ich pflege immer zu sagen: »Kein gesunder Mensch ist dann ein hysterischer Mensch.« Hysterie ist im Grunde nichts anderes als eine extreme Äußerung von Kreativität, die nicht gestaltet (oder umgesetzt) werden kann. Das bedeutet in unserem Falle: Eine Frau, die de facto sehr kreativ ist, empfindet während der Wechseljahre, daß ihr der eigentliche Boden ihrer Kreativität (die Empfängnisfähigkeit) entzogen wird. Und für eben diese (vorhandene) Kreativität hat sich noch keine neue Äußerungsform gefunden. Die Folge ist ein Hysterieausbruch.

Zum Schluß möchte ich Sie noch ganz dringend vor etwas warnen: Wenn Sie spüren, daß sich das Klimakterium bei Ihnen in der oben geschilderten Weise bemerkbar macht, so lassen Sie sich nicht durch irgendwelche von den Ärzten dann gern verschriebene Beruhigungsmittel »trösten«. Greifen Sie gerade bei Hysterieausbrüchen nie zu irgendwelchen Tranquilizern. Die beste Medizin ist es, sich richtig »auszutoben«. Mit Beruhigungsmitteln unterdrücken Sie nur Ihre Kreativität, was letztlich zu einer Identitätskrise führt. Sedativa bewirken zwar, daß Sie die kritischen Jahre möglicherweise problemlos hinter sich bringen; doch andererseits sind Sie dann auch nicht dazu gekommen, nach neuen Formen kreativer Gestaltung zu suchen und diese zu praktizieren.

Wenn ich hier von Kreativität spreche, so meine ich damit übrigens nicht das, was man heute üblicherweise darunter versteht. Gegenwärtig betätigt sich der Mensch zumeist re-kreativ; d. h. daß er etwas nachmacht oder nachvollzieht, wobei er sich gegebener

Formen und Modelle bedient. Echte Kreativität hingegen erleben wir z. B. bei Kindern, die im Garten spielend aus dem, was sie gerade finden, etwas Einmaliges zusammenbasteln. Das ist wahrhaft *schöpferische* Betätigung! Eine Stickerei hingegen – auf einem Stück Leinen vorgedruckt, mit genauer Angabe der zu verwendenden Farben – ist re-kreative Beschäftigung.

Abends, allein, im Widerstreit der Gefühle oder aus einer trostlosen Stimmung heraus die einen bewegenden Gedanken zu Papier bringen – *das* ist ein Ausdruck echter Kreativität. Eine solche Gemütsverfassung mag Ausgangspunkt eines Großteils bekannter Prosa oder Poesie gewesen sein.

Schöpferisch sein heißt Auseinandersetzung zwischen Leib und Seele erfahren, zwischen Inspiration und Formgebung, zwischen Erwachsensein und Kindsein.

Wer als Frau die Wechseljahre in obigem Sinne durchlebt, erfährt die tiefere Bedeutung des Ausspruchs, den Marten Toonder den Helden einer seiner Erzählungen tun läßt: *»Ich wußte nicht, daß ich es in mir hatte.«*

Im folgenden werde ich mich u. a. noch mit den therapeutischen Möglichkeiten befassen, die als Hilfestellung während der Wechseljahre in Betracht kommen können.

2. Die Verwendung von Heilkräutern

Kräuter lassen sich auf verschiedene Weise verwenden. Man kann von der getrockneten Pflanze Tee bereiten, fertige Kräutertinktur gebrauchen oder zur Linderung eines Leidens Kräutertabletten einnehmen. Auf die Nutzung frischer Kräuter möchte ich an dieser Stelle nicht näher eingehen – zum einen, weil die Dosierung ziemlich schwierig ist, zum anderen, weil beim Verzehr frischer Pflanzen der *Heileffekt* hinter der Nährfunktion zurücktritt. Zu letzterem seien einige Ausführungen erlaubt:

Jeder weiß, daß es eine schier unvorstellbare Menge von Pflanzen gibt – und zwar arten- wie zahlenmäßig. Jede hat ihre charakteristischen Eigenschaften. Dennoch können wir eine Pflanze nicht ohne weiteres als Heilkraut bezeichnen. Im Grunde ist natürlich jede Pflanze sehr wohl ein Heilkraut, nur nicht in der von uns unterstellten Form. Das wird verständlicher, wenn man sich vor Augen hält, daß z. B. Gemüse weniger heilsam als lebenserhaltend wirkt. Es genügt nicht, eine Pflanze einfach zu sich zu nehmen; es muß zuerst etwas mit ihr geschehen, damit sie wirklich zum Heilkraut wird. Darüber hat der berühmte mittelalterliche Arzt und Philosoph *Paracelsus* manches ausgesagt. Er lehrte uns, daß Gott dem Menschen zwar die Pflanze gegeben habe, daß diese sich jedoch noch nicht in ihrem »letzten Stadium« befinde. Gott habe die Pflanze so geschaffen, daß der Mensch sie in ihrer »ersten Phase« sehe und erlebe. Die Heilkräfte einer Pflanze liegen in ihrem ureigensten Wesen verborgen. Um sie zu erkennen, muß man die Pflanze einer Behandlung unterwerfen.

Die Alchimisten früherer Zeiten verstanden sich darauf, pflanzliche Heilkräfte freizusetzen. Sie sprachen davon, daß die Pflanze zuerst in Mazeration übergegangen sein müsse, ehe sie als Heilmittel dienen könne. Wir dürfen uns nun nicht vorstellen, daß Pflanzen verfaulen sollen, ehe sie verwendet werden können. Die Alchimisten verstanden das Wort im Sinne von Umsetzung, Umstellung oder *Umwandlung*. Heutzutage tendiert der materialistisch orientierte und rational denkende Mensch dazu, nur das zu beachten und gelten zu lassen, was mit den Sinnen wahrnehmbar ist. Wenn von Mazeration die Sprache ist, taucht vor unserem geistigen Auge sofort das Bild eines stinkenden Komposthaufens auf. Wer weiter denkt, dem wird klar, daß ohne Zersetzung kein neues Leben möglich ist. Weshalb entledigt sich die Natur im Herbst eines Teils ihrer selbst? Nun, auf daß es zu einer Zersetzung und Bodendüngung (neue Wuchskraft) komme. Es handelt sich dabei um die Umsetzung von einer Phase in eine andere. Man kann es auch so ausdrücken: Im Herbst trennt sich die Natur von ihrem organischen Stadium und steigt hinab in das anorganische Stadium. Wer aber denkt schon beim Anblick der Blätterpracht eines Lindenbaumes an einen Komposthaufen? Oder drastischer: Wer erkennt im sommerlichen Blattwerk die Kräfte, die im nächsten Frühjahr das Wachstum des jungen Grüns ermöglichen? Doch wohl keiner. Und doch verhält es sich so. Die Fülle des sommerlich-grünen Laubes birgt in sich eine gewaltige Kraftquelle, die sich erst nach erfolgtem Mazerationsprozeß zeigt.

Aber kehren wir zu den Heilkräutern zurück. So, wie die Pflanzen in Feld und Flur stehen, sehen wir ihnen die Heilkräfte nicht an. Wir erkennen lediglich, daß die Pflanze eine bestimmte Form hat. Und diese Form sagt viel über die Körperpartie aus, auf die die Pflanze heilend einwirkt. Die Alchimisten prägten für dieses Phänomen den Ausdruck *Signaturlehre*. Im Laufe der Zeit wurde der Begriff vielfach mißbraucht. Man machte es sich mit dem »Hineininterpretieren« etwas zu leicht. Wenn man beispielsweise ein Gewächs mit nierenförmigen Blättern sah, glaubte man gleich, es müsse gut für die Nieren sein. Ganz so einfach ist die Sache nicht. Ich kann im Rahmen dieses Büchleins leider nicht ausführlicher auf diese Thematik eingehen. Stattdessen möchte ich auf den

Charakter der Pflanze und den Prozeß zu sprechen kommen, den sie durchmachen muß, um zu einem Heilkraut zu werden. Ihre elementarsten Kräfte gibt die Pflanze frei, wenn sie in das Stadium der Mazeration kommt, wenn sie also in Umwandlung begriffen ist. Was versteht man eigentlich darunter? Eine Umsetzung findet statt, wenn die Pflanze einen Teil ihres stofflichen Erscheinungsbildes einbüßt. Mit anderen Worten: Eine Pflanze, die man so wie sie ist (also roh) verzehrt, liefert einem u. a. Mineralstoffe und Vitamine. Heilwirksam im Sinne einer Hilfe bei Krankheiten ist sie in diesem Falle allerdings weniger. Wodurch nun verliert die Pflanze ihre Gestalt, ihre Form? Durch *Feuer*. Das Feuer bringt die großen Umwandlungs- und Läuterungsprozesse zustande. Etwas offenbart erst dann seinen wirklichen Wert, wenn es durch ein Feuer gegangen ist.
Tee von getrockneten Kräutern ist also heilsam, weil diesen durch das kochende Wasser das Element des kräftefreisetzenden Feuers zugefügt wird.
Auch eine Kräutertinktur ist gut, da sie auf Alkoholbasis entsteht. Nach Auffassung der Naturphilosophie ist Alkohol dem Element Feuer verwandt. Die Begriffsverbindung spiegelt sich u. a. im Wort »Feuerwasser« wider, das die Indianer für hochprozentige alkoholische Getränke verwenden.
Die Verwendung frischer Kräuter zu Heilzwecken ist also weniger empfehlenswert, da sie in diesem Zustand (noch) nicht optimal wirksam sind.

Dosierung

Vorschriften wie »dreimal täglich eine Tablette« sind bei therapeutisch verwendeten Kräutern nicht angebracht. Vom Kräutertee kann man beispielsweise täglich – je nach Situation – eine bis fünf Tassen trinken. Am besten verläßt man sich dabei auf sein Gespür; man nehme also von Tee oder Tinktur nach eigenem Gutdünken (wenn der Blick gerade auf die Teekanne fällt oder Beschwerden einen daran erinnern). Bedenken Sie aber immer, daß man in der Naturheilkunde sagt: Viel heilt nicht unbedingt viel.

Häufiger mal ein Schlückchen Kräutertee wirkt vielleicht besser als dreimal täglich eine ganze Tasse.

3. Einige Kräuter für die Frau

Frauenmantel (Alchemilla vulgaris)

Dieses Kraut kennen wir wildwachsend mit fünflappigen Blättern (um die es hier geht) und auch als gezüchtete Varietät mit sieben- bis neunlappigen Blättern. Bei der Form des Blattes spielt die Zahl fünf also eine besondere Rolle. Die Zahl der Blattlappen bildet den essentiellen Unterschied zwischen den verschiedenen Alchemilla-Arten.
Wer sich an einem schönen Sommermorgen schon einmal ein Frauenmantelblatt angesehen hat, wird in der Blattschale einen Tautropfen bemerkt haben, der besonders hübsch glänzt und glitzert. Dem Alchemilla-Tau mißt man als »Schönheitswässerchen« besondere Bedeutung bei.
Mit der Zahl fünf, die den Frauenmantel prägt, hat es eine besondere Bewandtnis. In der mystischen Zahlensymbolik spricht man von der Fünf als dem »lebenserzeugenden und -bewahrenden Spiritus« (Symbol der Schöpfungskräfte). Man könnte also die Fünf als »hormonale Zahl« bezeichnen. Im Altertum sah man in der Drei das Männliche, in der Vier das Weibliche und in der Fünf die Schöpfungskraft von Mann und Frau (das Kind). Interessant wird nun die Feststellung, daß 3 und 4 nicht 5 ergibt. Irgendetwas scheint da nicht zu stimmen. Klarer wird die Angelegenheit, wenn wir realisieren, daß die Schöpfung erst dann zur Schöpfung wird, wenn der ihr vorausgehende Gedanke geläutert ist – geläutert im Sinne des vorigen Kapitels: Ein Mann, der durch das Feuer geläutert ist, und eine Frau, die das Feuer in ihrem Wesen trägt, erschaffen eine reale Kreatur. Mit anderen Worten: Eine höhere Stufe des Männlichen und eine höhere Stufe des Weiblichen ergeben das Geschöpf Kind.

Die nächsthöhere Stufe der Drei ist deren Quadrat. Ebenso verhält es sich mit der Vier und der Fünf. Folglich erhalten wir nun die Gleichung 9 + 16 = 25, und diese Gleichung geht auf. Die Kräfte im Mann (Drei) und in der Frau (Vier) müssen erst freigesetzt werden, bevor sie zusammen eine Fünf ergeben. Die Alchemilla kann beim Schöpfungsprozeß eine besondere Rolle spielen. Dieses Kraut entfaltet seine heilsame, vor allem aber harmonisierende Wirkung besonders dann, wenn sich die Fünf ankündigt, die Geburt des Kindes.
Jede Frau, die Probleme mit dem »Nest« des Kindes (der Fünf), also mit der *Gebärmutter,* hat, tut gut daran, regelmäßig Alchemilla zu verwenden. Nach der Niederkunft verleiht sie dem Uterus die zur Rückbildung auf seine normale Größe erforderliche Energie.
Obgleich ich es noch nicht exakt beweisen kann, erscheint mir die Annahme gerechtfertigt, daß die Wirkung der Alchemilla auf hormonaler Basis erfolgt.
Nach der Niederkunft sollte die Frau einige Wochen lang Alchemilla zu sich nehmen – und zwar 2–5 × täglich zehn Tropfen der Tinktur; das reicht aus. Auch bei allen anderen von der Gebärmutter ausgehenden Beschwerden ist Frauenmantel zu empfehlen. Das Kraut wirkt stärkend auf den Uterus, beeinflußt die Störungen also indirekt. Jede Frau, die es gut mit dem »Organ ihrer Schöpfungskraft« (Gebärmutter) meint, sollte Alchemilla-Tinktur im Hause haben und sich ihrer bedienen.

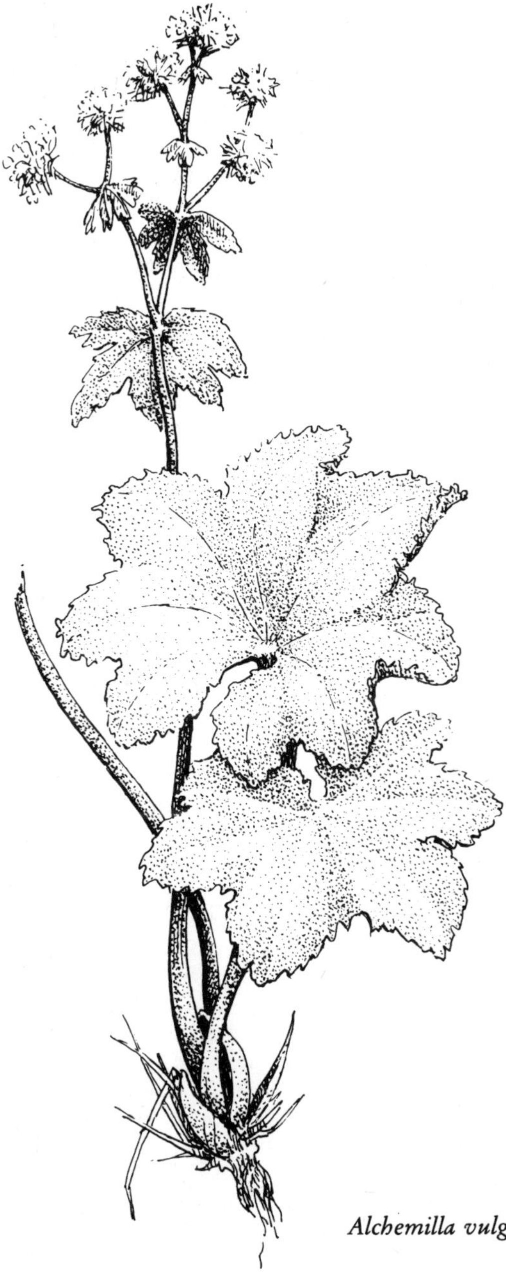

Alchemilla vulgaris

Rosmarin (Rosmarinus officinalis)

Auf den ersten Blick sieht man dieser Pflanze nicht an, wie »fanatisch« sie ist. Sie gehört zu den Lippenblütlern. Die Blätter der Labiaten enthalten reichlich ätherische Öle – also nichtfettende, flüchtige Stoffe. Das ätherische Öl des Rosmarin soll den höchsten *Wasserstoff*gehalt im Pflanzenreich haben. Um die Heilkraft des Rosmarin verstehen zu können, müssen wir uns zunächst näher mit dem Wasserstoff befassen.

Wasserstoff (H) ist ein häufig vorkommendes Element. Wasser beispielsweise setzt sich aus zwei Atomen Wasserstoff und einem Atom Sauerstoff zusammen, hat also die chemische Formel H_2O. Wasserstoff ist ein leicht entflammbares Gas, das zusammen mit Sauerstoff, Kohlenstoff und Stickstoff zu den Hauptbestandteilen der Erdatmosphäre zählt. Diese chemischen Elemente treten neben die seit alters bekannten vier Elemente. Der Wasserstoff gehört zum Feuer, der Sauerstoff zur Luft, der Stickstoff zum Wasser und der Kohlenstoff zur Erde. Logischerweise müßte also der Wasserstoff eigentlich *Feuerstoff* heißen. Denn es handelt sich dabei ja um das »feurigste« Element, das wir kennen. Weiter oben habe ich bereits erwähnt, daß der Rosmarin den höchsten Wasserstoffgehalt aller Pflanzen haben soll, was nach überlieferten Auffassungen darauf schließen läßt, daß er besonders gut »durchwärmt«. Wie aber wirkt sich das »Rosmarin-Feuer« auf den menschlichen Körper aus? Nun, dazu halten wir uns noch einmal die Dreigliederung des Menschen vor Augen: Nerven-Sinnes-System (oberer Pol) – rhythmisches System (Mitte) – Stoffwechsel-Gliedmaßen-System (unterer Pol). Der Kopf (oberer Pol) ist beim Menschen am meisten mineralbezogen, also erdhaft, so daß nach der Lehre von den Elementen die Erde zum Kopf paßt. Luft und Wasser gehören zur Mitte, zum rhythmischen System, zu welchem auch Atmung, Verdauung und Blutkreislauf zählen. Stoffwechsel, Gliedmaßen und Geschlechtsorgane (unterer Pol) passen zum Feuer, dem Feuer der Schöpfungskräfte. Der Rosmarin mit seinem hohen Wasserstoffgehalt

regt diese Kräfte an wie keine andere Pflanze sonst. Er ballt gewissermaßen große Energiemengen im Unterleib zusammen. Schwangere sollten daher keinen Rosmarin verwenden, damit es nicht zu Blutungen oder gar einer Fehlgeburt kommt.
Rosmarin ist immer dann angebracht, wenn der Kopf überlastet ist und die Geschlechtsorgane zu kurz kommen. Das kann sich durch zu schwache Menstruation oder mangelhafte Funktion der Eierstöcke mit daraus resultierender Minderung der Fruchtbarkeit äußern. Angezeigt ist Rosmarin bei Frauen, die leicht frösteln, die also häufig unter kalten Füßen und Händen leiden, die – im Gegensatz zu blutvollen Frauen, welche im Bett sofort das Erlebnis der Zweisamkeit genießen – bibbernd ihre Kleider ablegen und auf eine Heizdecke nicht verzichten möchten. Günstigstenfalls darf der Mann (sofern er warme Füße hat) als Bettflasche fungieren. Solche leicht unterkühlten Frauen sollten täglich mindestens dreimal je 15 Tropfen Rosmarin-Tinktur einnehmen. Auch ein abendliches Fußbad mit einem Schuß Rosmarinöl ist empfehlenswert. Rosmarin durchwärmt den Körper und regt die Drüsen an. Bluthochdruckpatientinnen sollten mit Rosmarin behutsam umgehen; aber sie frösteln ja ohnehin nicht so leicht.

Rosmarin *(Rosmarinus officinalis)*
Rosmarin gehört zur Familie der Lippenblütler (Labiaten), die alle einen hohen Anteil sogenannter »ätherischer Öle« enthalten. Schon in alter Zeit wußte man, daß die ätherischen Öle der Labiaten einen besonderen Einfluß auf die Drüsen ausüben.

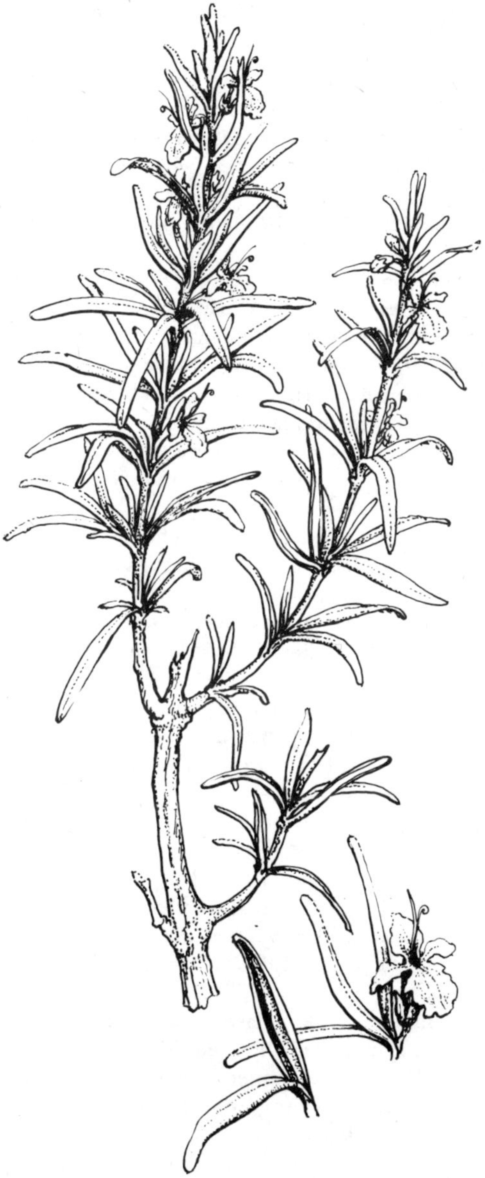

Rosmarinus officinalis

Goldrute (Solidago virgaurea)

Obgleich Goldrute vorrangig als Nierenkraut gilt, paßt sie doch auch zu zahlreichen typischen Frauenleiden. In den Nieren ist das Gefühlsleben lokalisiert. Unter Gefühlsleben verstehen wir die Summe aller Emotionen, Aufregungen, Reaktionen, Sehnsüchte und die sich daraus ergebende psychische Verfassung.

Die Frau ist meist in ihren ersten Ehejahren emotional stark beansprucht. Anlaß ist nicht allein der Mann; auch die Kinder können ihr schwer zu schaffen machen, sie gefühlsmäßig direkt auslaugen. Wir sollten es den Kindern natürlich nicht verübeln, daß sie die Mutter emotional so fordern. Es ändert aber nichts an der Tatsache, daß sie sie eben doch seelisch belasten. Für viele Frauen beginnt der Tag erst, wenn die Kinder zu Bett gebracht sind. Pädagogen und sonstige kluge Leute, die in diesem Zusammenhang von Erziehungsfehlern sprechen, stimmen mich immer ein wenig skeptisch. In jedem Kind steckt ein kleiner Abenteurer. Wäre es nicht so, würde das Kind ja in seinen ersten sieben Lebensjahren nichts von der großen Welt kennenlernen, in die es hineingeboren wurde. Wenn Vater Cats zu sagen pflegt: »Kinder sind Hindernisse«, so hat das schon eine gewisse Berechtigung. Freilich darf man den Ausspruch nicht zu tragisch nehmen. Es ist zwar so . . . aber wollten wir deshalb unsere Kinder missen? Nicht um alles Geld der Welt!
Eine Frau, die sich den lieben langen Tag mit ihren Kindern befaßt, vermag sich allerdings emotional kaum zu äußern. Darauf ist es zurückzuführen, daß die Nieren der Frau häufig viel stärker belastet werden als die des Mannes. Mütter, welche durch Erziehungsprobleme stark belastet sind, tun gut daran, allmorgendlich auf nüchternen Magen 15 Tropfen Solidago-Tinktur zu nehmen – und zwar über Jahre hinweg. Solidago kräftigt die Nieren und verleiht emotionale Ausdauer.

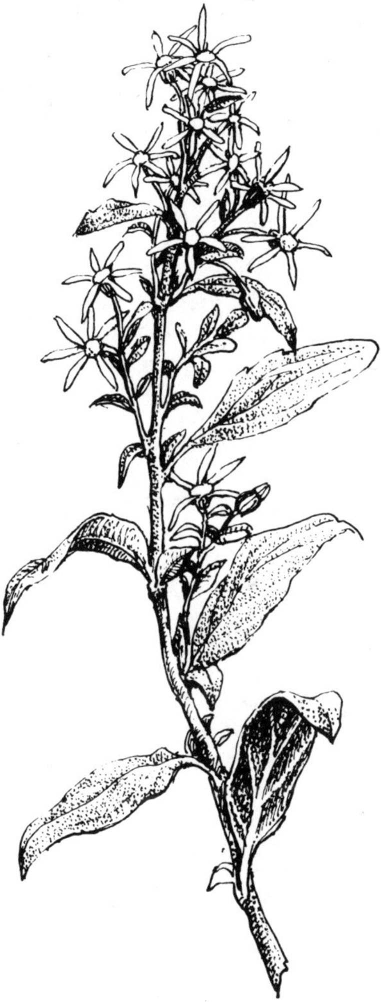

Solidago virgaurea

Baldrian (Valeriana officinalis)

Manche Frauen sind von der oben beschriebenen Schöpfungskraft geprägt. Sie menstruieren im allgemeinen stark. Dabei treten oft erhebliche Schmerzen und Leibkrämpfe auf. Diese können so heftig sein, daß das Gefühl einer völligen Lähmung entsteht – zumindest am ersten und zweiten Tag der Menstruation. Im Rückblick auf die Dreigliederung des Menschen kann man in diesem Falle sagen, daß der untere Pol zu ausgeprägt ist. In einer solchen Situation ist Baldrian ein wahrer Segen. Kein anderes Kraut wirkt dann lindernder.

Die Wurzel einer Pflanze entspricht beim Menschen dem Kopf. Baldrianwurzel unterstützt die in den Kopfnerven ablaufenden Prozesse, aktiviert also den oberen Pol. Darauf ist es zurückzuführen, daß Baldrian bei Überbetonung des unteren Pols harmonisierend wirkt. Im Mineralreich entspricht das Arsen dem Baldrian. In homöopathischer Verdünnung aktiviert Arsen nämlich auch das Nerven-Sinnes-System.

Nehmen Sie bei zu starker Menstruation und Leibkrämpfen (ggf. verbunden mit einem Gefühl der Lähmung) vier- bis sechsmal täglich 15 Tropfen Tinktur. Sie können sich dadurch vor allem in den ersten Tagen der Menstruation etwas Erleichterung verschaffen.

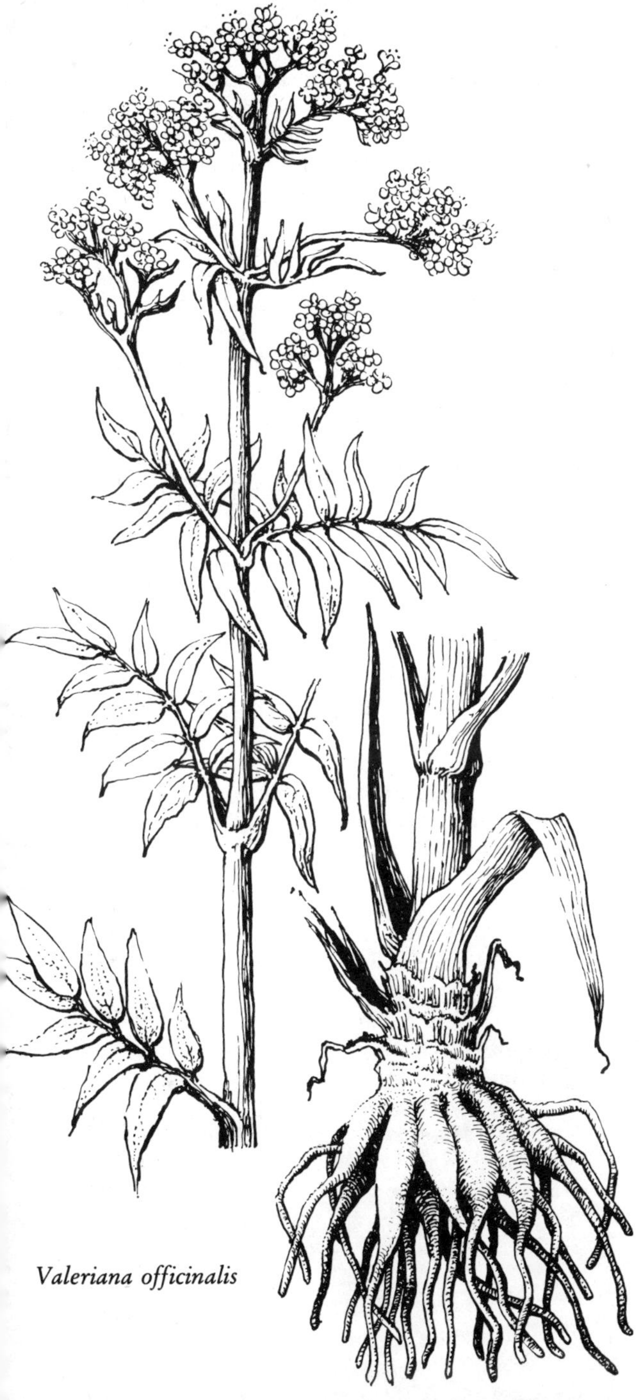

Valeriana officinalis

Gänsefingerkraut (Potentilla anserina)

Diese oft im hohen Gras und sonstigen Grün über den Boden kriechende Pflanze mit ihren zarten gelben Blüten ist eine wahre Augenweide. Ein Kind wies mich einmal darauf hin – wir standen an einem Grundstück, auf dem stellenweise sehr viel Gänsefingerkraut wuchs –, daß es an einen See mit wild wogendem Wasser erinnere. Diese Pflanze hat tatsächlich etwas Unruhiges an sich, was besonders deutlich wird, wenn der Wind mit den gefiederten Blättern spielt, so daß deren silberweiße, leicht behaarte Unterseite sichtbar wird.

Nach alten Überlieferungen korrespondieren die Planeten ihrem Wesen nach mit bestimmten Strukturen auf Erden; jeder Planet hat also hier eine eigene stoffliche Äußerungsform. Das Gänsefingerkraut entspricht seinem Naturell nach dem Uranus. Schon in der griechischen Mythologie wurden die Figuren des Uranos (Himmel) und der Gaia oder Gäa (Erde) als »Vater und Mutter« der Welt angesehen. Befassen Sie sich nur einmal mit den antiken Mythen und insbesondere mit der Wesensart des Uranos! Eine jahrhundertealte Kulturgeschichte lehrt uns, daß es keinen Faktor gibt, der unruhiger wäre und die Ordnung öfter gestört hätte als der Himmel. Selbst in der christlichen Kultur gerieten ganze Völker im Namen des Himmels durcheinander.

Eigentlich erlebt jeder Mensch etwas vom Himmel in sich; zumindest stellt sich jeder etwas darunter vor. Die christliche Lehre stellt den Himmel als Elysium dar, als Traumland, in dem es keine irdische Not und Qual gibt. Wir müssen aber trotzdem die Feststellung machen, daß es auf Erden keinen größeren Unruhestifter gibt als den Begriff »Himmel«. Gerade weil so viele ihn erstreben, sind so viele Mittel zur Erreichung dieses Ziels erlaubt.

Kurzum, das Bild des Himmels ist das Bild der Ruhelosigkeit und zugleich das Bild des Gänsefingerkrautes. Dies äußert sich auch in der Art, wie sich die Pflanze vermehrt: Unversehens taucht irgendwo ein Ausläufer mit einem winzigen jungen Pflänzchen auf.

Die Potentilla paßt zu dem Frauentyp, der nicht viel für die Nüchternheit und Realität des Alltags übrig hat. Es handelt sich dabei um Tagträumerinnen, die sich trotz zahlloser Enttäuschungen doch immer wieder himmlische Gefilde auf Erden zu schaffen versuchen. An sich sind solche Bestrebungen durchaus löblich, wenn sich nur nicht so erschreckend wenige das gleiche Ziel stecken würden. So geschieht es denn, daß die »Himmelsstürmer« oft ganz raffiniert ausgebeutet werden. Die Umstände, unter denen dieser Frauentyp lebt, sind demnach oft direkt chaotisch, zumindest von Unregelmäßigkeit und Arrhythmie geprägt. Körperlich wirkt sich das u. a. auf die Menstruation aus. Wenn die oben geschilderten Gegebenheiten vorliegen, ist bei unregelmäßiger Menses die regelmäßige Einnahme von Potentilla-Tinktur anzuraten – und zwar lange Zeit hindurch fünfmal täglich zehn Tropfen.
Bedenken Sie aber immer, daß nicht jede Unregelmäßigkeit der Monatsblutung auf die oben beschriebenen Umstände zurückzuführen ist; doch nur in diesem Falle sollte Potentilla anserina eingenommen werden.

Gänsefingerkraut *(Potentilla anserina)*
Die oft im hohen Gras über den Boden kriechende Pflanze hat etwas Unruhiges an sich. Dies wird besonders deutlich, wenn der Wind mit den gefiederten Blättern spielt, so daß deren silberweiße, leicht behaarte Unterseite sichtbar wird.

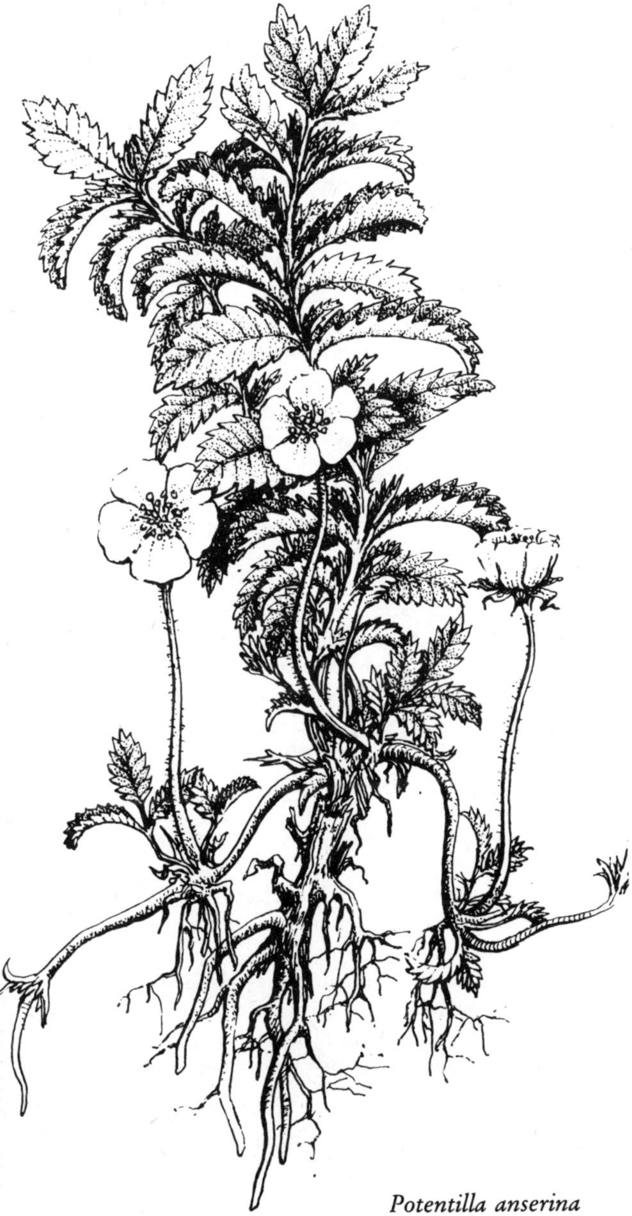

Potentilla anserina

Liebstöckel (Levisticum officinale)

Liebstöckel, im Volksmund auch Maggikraut genannt, ist als Würzpflanze wohlbekannt. Sie verbessert freilich nicht nur den Geschmack einer Suppe, sondern ist darüber hinaus auch noch gesund, da sie wertvolle Wirkstoffe enthält.
Die aus der Wurzel hergestellte Tinktur ist hilfreich bei zu schwacher Menstruation – allerdings unter anderen Voraussetzungen als der Rosmarin. Liebstöckel ist angezeigt, wenn die Hypomenorrhoe durch Stauungen im Gefühlsleben verursacht wird. Darunter verstehe ich ein starkes inneres Bedürfnis nach Freundschaft und sonstigen zwischenmenschlichen Kontakten, das aber kaum oder keine Erfüllung findet, weil der oder die Betroffene von Natur aus kontaktarm ist. Ein aufrichtiger Wunsch trifft auf eine zu starke Hemmschwelle, so daß es zu Stauungen kommt, zu einer Ansammlung unterdrückter Emotionen und Reaktionen. Selbst ein Kaffeestündchen mit der Nachbarin verläuft ein wenig steif. Nicht, daß die Besucherin nicht nett wäre oder man selbst sich zu reserviert gäbe! Man ist vielmehr nur außerstande, entspannt über das zu plaudern, was man auf dem Herzen hat. Man denkt zuviel dabei. Ehe man etwas sagt, überlegt man sich, wie der Gesprächspartner wohl darauf reagieren könnte und wie man selbst dann diese Reaktion aufnimmt. Es handelt sich dabei also um einen grüblerischen, spintisierenden und alles etwas zu genau nehmenden Frauentyp, der sich im Grunde herzlich nach aufrichtigen, unkomplizierten Beziehungen zum Mitmenschen sehnt, sich dabei aber mit einer gewissen Gespreiztheit selbst im Wege steht. Solche Frauen sind oft etwas füllig, denn sie neigen dazu, Flüssigkeiten »zurückzuhalten«. Bei ihnen ist Liebstöckel-Tinktur angebracht. Levisticum officinale sorgt wie kaum ein zweites Kraut für eine Entwässerung durch die Nieren.
Wenn obige Charakterzüge auf Sie, liebe Leserin, zutreffen, sollten Sie eine Woche vor der Menstruation und während dieser fünfmal täglich 20 Tropfen Levisticum-Tinktur (Wurzelextrakt) einnehmen.

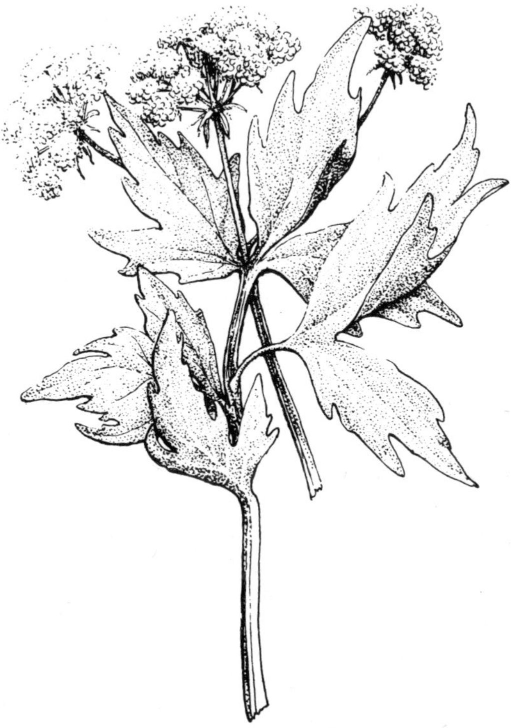

Levisticum officinale

Hirtentäschelkraut (Capsella bursa-pastoris)

Das Hirtentäschelkraut wird gebietsweise auch Gänsekresse, Taschen-, Beutelschneider-, Blut- oder Herzelkraut (wegen seiner herzförmigen Früchte) genannt.
Um den Heilwert der Pflanze zu ermessen, muß man sich nur einmal daran erinnern, wie der Volksmund in England sie früher nannte, nämlich *Poor man's pharmacetty* (dt.: Arme-Leute-Medizin bzw. Arme-Leute-Apotheke). Gerade solche volkstümlichen Bezeichnungen sagen oft viel über die Heilkräfte der betreffenden Pflanze aus. Meist beruhen sie auf den mit einem Kraut gemachten praktischen Erfahrungen. Die englische Bezeichnung soll bis ins 13. Jahrhundert zurückgehen (s. u. a. *H. Kleyn: Planten en hun naam* [dt.: Pflanzen und ihre Namen]).
In der damaligen Zeit herrschten im Gesundheitswesen ganz andere Auffassungen als heutzutage. Die Menschen lebten vielfach in Armut und Not; und das Stoffwechsel-Gliedmaßen-System (unterer Pol) spielte eine größere Rolle als das Nerven-Sinnes-System (oberer Pol) – d. h. das Denken war von weniger großer Bedeutung als heute.
Wer sich einmal ausführlicher mit der Geschichte der Krankheitsbilder befaßt, wird bald feststellen, daß es früher beispielsweise viel häufiger zu Blutungen verschiedenster Art kam als heute. Dies dürfte meiner Ansicht nach auch für die Monatsblutungen zutreffen, die früher sicher stärker als heute waren.
Arme Leute konnten sich seinerzeit kaum einmal einen Arzt leisten; man suchte ihn also nicht mit der gleichen Selbstverständlichkeit auf wie heute. Angesichts der leichter und stärker auftretenden Blutungen erwiesen sich blutstillende Kräuter als wahrer Segen: Sie ersparten dem Betroffenen einen Arzt und retteten ihm u. U. das Leben. Eine der wichtigsten blutstillenden Pflanzen ist das Hirtentäschelkraut, die Arme-Leute-Medizin. Viele Frauen benutzten es früher zur Dämpfung einer abnorm starken Menses. Heutzutage wird das Kraut kaum noch benötigt, da dermaßen starke Monatsblutungen nur noch selten vorkommen.

Nun mag die eine oder andere Leserin einwenden: »Aber ich menstruiere doch allmonatlich so stark, daß ich direkt krank bin.« Dann sollte sie aber dieses Kraut dennoch nicht verwenden, denn eine kräftige Menses ist eigentlich normal. Lesen Sie noch einmal, was ich weiter oben über die Monatsblutungen geschrieben habe. Hirtentäschel kommt nur dann in Frage, wenn der Blutverlust so groß ist, daß der Hämoglobingehalt des Blutes bedenklich sinkt und es u. U. sogar zu Schwindelanfällen oder Schwächezuständen kommt.

Eine kräftige Menstruation ist also gesund. Nur bei abnormen Blutungen trinke die Betroffene drei- bis fünfmal täglich eine Tasse Hirtentäscheltee oder nehme fünfmal täglich 15 Tropfen Tinktur ein. Damit beginne sie schon einige Tage vor der Menstruation.

Hirtentäschelkraut *(Capsella bursa-pastoris)*
»Sie liebt mich, sie liebt mich nicht, sie liebt mich usw.« – so zählte man sich früher mancherorts die Chancen bei einem verehrten Wesen an den umgekehrt herzförmigen Früchten (Täscheln) dieser Pflanze aus.

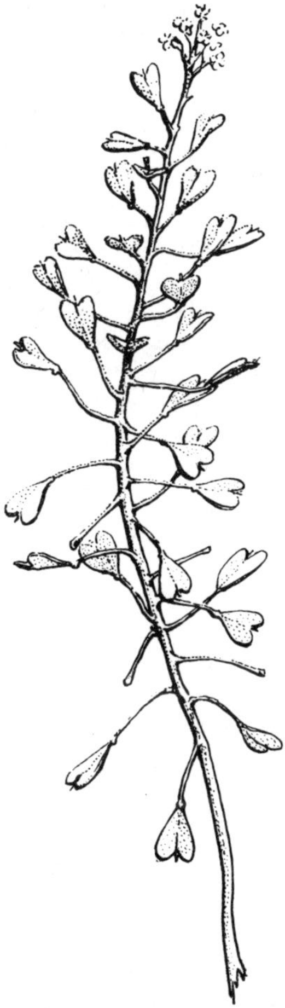

Capsella bursa-pastoris

Weiße Taubnessel (Lamium album)

Diese Pflanze gehört ebenso wie der Rosmarin zu den Lippenblütlern. Mit dieser Pflanzenfamilie hat es bekanntlich eine besondere Bewandtnis.
Ich erwähnte bereits, daß die Blätter der Labiaten reich an ätherischen Ölen sind. Menge und Konzentration sind jedoch bei den einzelnen Vertretern verschieden. Die Konzentration der ätherischen Öle hängt nämlich von der Größe und Breite der Blätter ab: Je schmaler das Blatt, desto mehr und stärker ätherische Öle, je breiter das Blatt, desto weniger und schwächere ätherische Öle. Die Weiße Taubnessel hat verhältnismäßig breite Blätter. Entsprechend gering ist der Gehalt an ätherischen Ölen, deren Duft auch kaum wahrnehmbar ist. Die Taubnessel hat also keine so »durchglühende« Wirkung wie beispielsweise der Rosmarin; sie ist gewissermaßen der »kühle Zweig« einer »warmen Familie«. Ihre Verwendung ist angezeigt bei Menstruationen, die nur zögernd einsetzen, mit wenig Blutverlust verbunden, aber dennoch schmerzhaft und unangenehm sind. Krämpfe und sonstige Beschwerden erwartet man zwar eher bei starken Monatsblutungen; sie treten gelegentlich aber auch bei Hypomenorrhoe auf. Man könnte sagen, es handelt sich um einen »wenig durchglühten Zustand« (kalter Zweig), verbunden mit starken Schmerzen und Krämpfen (feuriger Ursprung).
Die Weiße Taubnessel soll – äußerlich in Form von Sitzbädern verwendet – auch bei Weißfluß angezeigt sein.

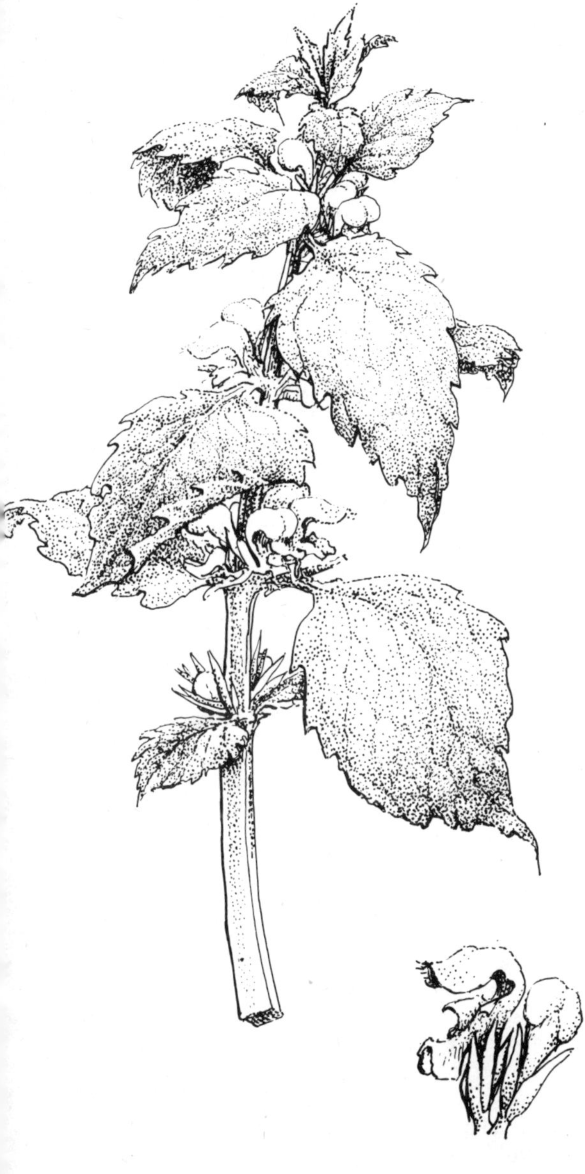

Lamium album

Engelwurz (Angelica archangelica)

Diese Pflanze gehört zu den Doldengewächsen. Nach anthroposophischer Auffassung sind die Doldenblütler eine Pflanzenfamilie, die als Analogon zum Element Luft zu sehen ist. Alles an diesen Pflanzen ist gewissermaßen »durchlüftet«. Die Blütendolden wirken wie kosmische Antennen, welche Urkräfte aufnehmen und sie mittels der (hohlen) Stengel an die Wurzeln weitergeben, wo sie sich konzentrieren. Das, was – kosmisch gesehen – als Licht begann, wird in der Wurzel als harzartiger Stoff gespeichert. Um in Erfahrung zu bringen, auf welche kosmischen Kräfte eine Pflanze anspricht, müssen wir uns die »Antenne«, also die Doldenblüte, genauer ansehen. Man denke an die verschiedenen Antennen auf einem Hausdach: Aus ihrer Einstellung kann man schließen, auf welchen Sender das Empfangsgerät abgestimmt ist. Bei den Doldengewächsen gibt es verschieden strukturierte Blütendolden (verschiedene »Antennen«). Meist sind sie oben ziemlich flach. Wir sehen dann folgende Möglichkeiten:

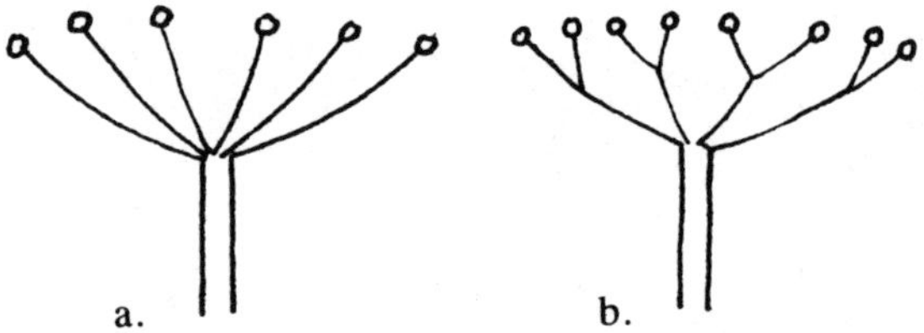

a. b.

Bei a. handelt es sich um eine einfache Dolde, bei der die gestielten Blüten rosettenartig von einem Punkt des Stengels ausstrahlen. Bei b. handelt es sich um eine Doldenrispe mit verzweigten Blütenstielen.
Die Dolden der Engelwurz sehen noch etwas anders aus. Ihre »Antenne« (denn darum geht es hier ja) ist buchstäblich kugelrund.

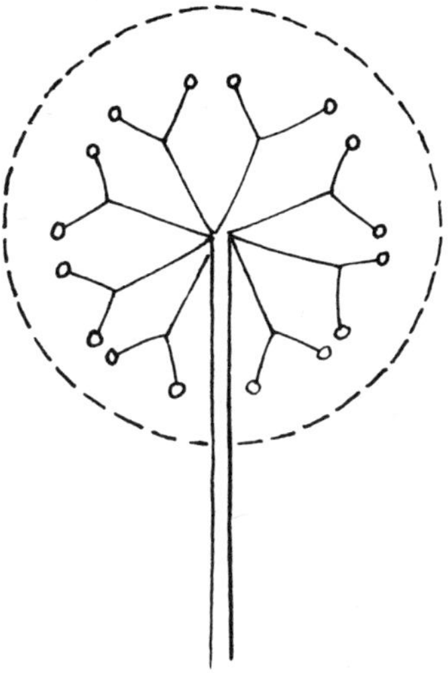

Der Anblick einer blühenden Engelwurz ist geradezu faszinierend. Wie gesagt entsprechen die Doldengewächse dem Element Luft; d. h. die Vertreter dieser Pflanzenfamilie beeinflussen das emotionale, relationale und verhaltensmäßige Sein des Menschen (siehe hierzu auch *Het gewicht dat bij u past* [dt.: Das Gewicht, das zu Ihnen paßt] und *De geheime Wereld der vitaminen* [dt.: Die verborgene Welt der Vitamine]).
Der relationale Aspekt des Menschseins kommt vor allem in den horizontalen Kontakten zum Ausdruck. Dies sind die Kontakte von Mensch zu Mensch. Man kann sie mit der horizontalen Oberseite der Blütendolden vergleichen. Ein Großteil der bei den zwischenmenschlichen Beziehungen auftretenden Unstimmigkeiten ist darauf zurückzuführen, daß wir eine Angelegenheit nur schwer oder gar nicht »abzurunden« (d. h. befriedigende Kompromisse zu finden) vermögen. Manche Reibereien entstehen durch das, was ich »Einbahnverkehr« nennen möchte. Wir betrachten die Dinge und unsere Mitmenschen zu wenig von allen Seiten. Gerade relationale Störungen und Mißverständnisse haben aber häufig zur Folge, daß man sich hundeelend und wie gelähmt fühlt. Zu lange währender »Einbahnverkehr« zwischen Mann

Engelwurz *(Angelica archangelica)*
Einer Legende zufolge hat der Erzengel Raphael den Menschen gegen die Pest den Engelwurz gegeben.

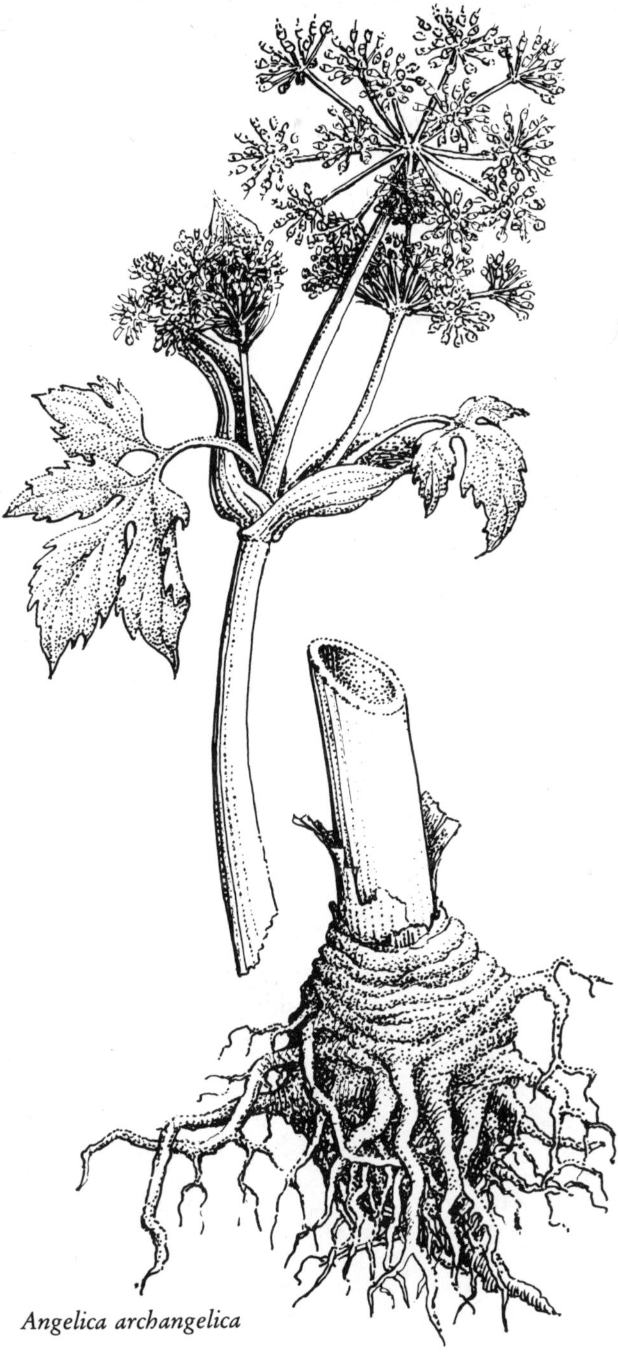

Angelica archangelica

und Frau kann aber letztlich zu geistigen Erschöpfungszuständen führen. Man verliert die Totalität aus den Augen; die Relation ist nicht mehr »rund«. Vor allem bei der Frau kann das beispielsweise zu sexueller Unlust führen. Der geistige Träger körperlicher Hochstimmung ist zusammengebrochen.

Glauben Sie aber nicht, daß ich Ihnen zur Verwendung von Engelwurz rate, weil sie »so schön munter macht«. Bewahre. Das wäre hochgradig töricht und ungesund dazu. Einen Ausweg aus der oben geschilderten Situation findet man nur dadurch, daß etwas geschieht, was die wechselseitigen Beziehungen richtig aufrüttelt. Wann aber verwenden wir dieses stimulierende Kraut? Nun, um die körperlichen Folgen einer gestörten Relation zu beheben. Häufig erleben wir doch, daß eine Beeinträchtigung der Mann-Frau-Beziehung körperlich derartig zermürbt, daß ein Funke, der sich vielleicht auf psychischem Gebiet gebildet hat, sofort dadurch gelöscht wird, daß er körperlich untragbar ist. Mit anderen Worten: Sobald auch nur ein Sonnenstrahl auf die gestörte Relation fällt, überkommt einen das heulende Elend, und man möchte alles andere eher, als mit dem Partner zu Bett gehen.

Engelwurz ist ein unübertreffliches Kraut zur Einrenkung und Abrundung gestörter Beziehungen, vornehmlich was die körperlichen Aspekte betrifft. Es hilft ausgezeichnet bei bestimmten Formen von *Frigidität.* Es ist ein Kraut, das dem Menschen eine Bereicherung emotionalen Erlebens schenkt. Unangebracht ist es beim blutvollen, warmherzigen Typ mit reichlich geistig-seelischen Impulsen. Aber Menschen dieses Schlages leiden ohnehin kaum unter emotionalen Störungen und suchen gegebenenfalls einen anderen Ausweg. Angelica vermittelt dem Menschen ein besseres Verständnis auf relationalem Gebiet.

Knotige Braunwurz (Scrophularia nodosa)

Hormone sind Träger menschlicher Kreativität. Das, was in der Sphäre der Nichtstofflichkeit wie eine Art schöpfendes Prinzip begonnen hat, verdichtet sich mehr und mehr. Im menschlichen Körper verdichtet sich dieses schöpfende Prinzip der Hormonwirkung, um durch sie letztlich zu einer stofflichen Gestaltung der Organe zu gelangen. Jedes Organ ist im Grunde die Abspiegelung einer Facette des schöpfenden Prinzips. Der eine Mensch freilich ist mit mehr kreativen Fähigkeiten ausgestattet als der andere. Körperlich zeigt sich häufig eine Übereinstimmung zwischen Drüsenfunktion und Kreativität. Vor allem die Relation zwischen den innersekretorischen (endokrinen) Drüsen, in denen die Hormone gebildet werden, und dem Schöpfungsvermögen ist oft ganz beachtlich. Wir müssen uns bei diesen Überlegungen stets der Tatsache bewußt sein, daß sich Kreativität auf die verschiedenste Weise äußern kann. Das braucht nicht unbedingt in Form von Bildern oder Skulpturen zu geschehen. Kreativität ist eher eine geistige Leistungsfähigkeit, die sich nicht an irgendwelchen Ergebnissen konstatieren, geschweige denn messen läßt.
Aus dem bisher Gesagten geht hervor, daß die Frau zutiefst kreativ sein muß. Gesunde weibliche Geschlechtsorgane sind also u. a. auf ein gut wirkendes Drüsensystem zurückzuführen. Einer Frau, die auf kreative Weise ihre Weiblichkeit zum Ausdruck zu bringen vermag, hat man im Laufe der Jahrhunderte zahlreiche kennzeichnende Attribute verliehen. Heute ist die Bezeichnung »sexy« im Schwange. Frauen mit Sex-Appeal haben in der Regel kräftige Drüsen mit guter Hormonproduktion. Das gilt besonders für die geschlechtsspezifischen Organe wie Eierstöcke und Brustdrüsen.
Die Knotige Braunwurz hat – wie ja auch im Namen zum Ausdruck kommt – in der Nähe des Wurzelansatzes, direkt unter der Erde, kleine Knoten, Auswüchse eigentlich, die stark an »Drüsen« erinnern. Bei skrofulösen Kindern und bei Frauen mit schlechter Drüsenfunktion erzielt man mit diesem Kraut oft gute Erfolge. Die Knotige Braunwurz aktiviert teil-

Knotige Braunwurz *(Scrophularia nodosa)*
Diese Pflanze hat in der Nähe des Wurzelansatzes, direkt unter der Erde, kleine Knoten, Auswüchse eigentlich, die stark an Drüsen erinnern.

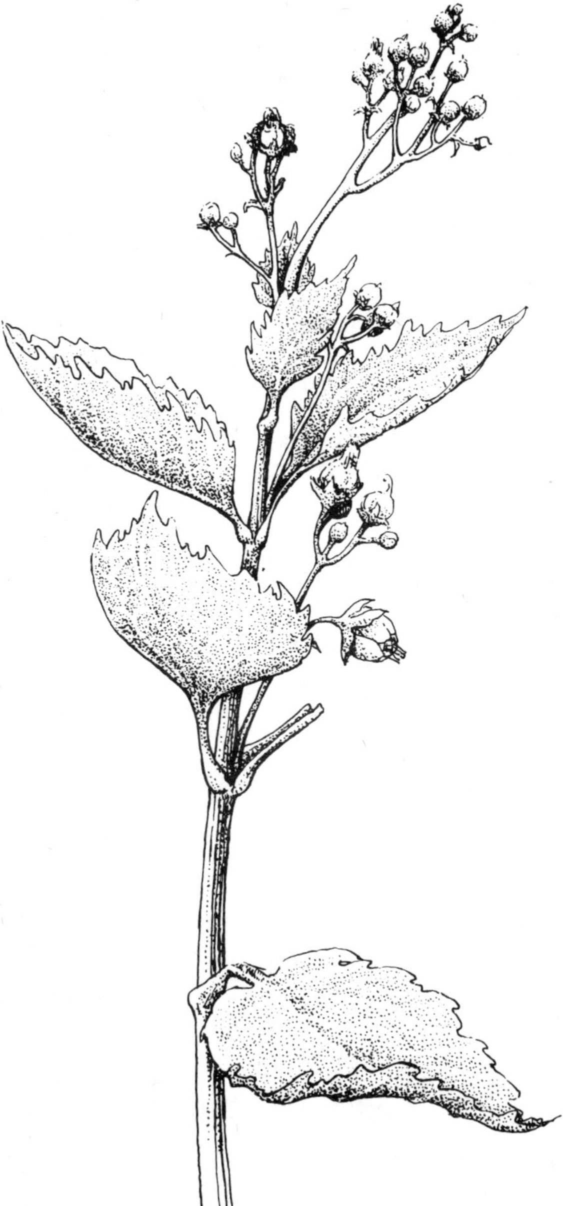

Scrophularia nodosa

weise die kreativen Fähigkeiten des Menschen. Das ist freilich nicht so aufzufassen, daß man durch dieses Kraut von heute auf morgen ein überaus kreativer Mensch wird. Das wäre zu simpel. In der Naturheilkunde gilt – wie übrigens auch in anderen Lebensbereichen – nach wie vor die Regel: Was nicht drin ist, kann man nicht herausholen. Es ist zwar durchaus möglich, daß in einem Menschen eine bestimmte Fähigkeit (im Keim) schlummert; sie kann sich jedoch nicht entfalten, weil bestimmte Voraussetzungen nicht gegeben sind. Man kann also im Grunde kreativ veranlagt sein; wenn gleichzeitig eine Störung des Hormonhaushalts vorliegt, läßt sich die Kreativität dennoch nicht entwickeln und nutzen, weil die gewissermaßen als »Transportmittel« fungierenden Hormone sich dem widersetzen.

Wer befürchtet, daß seine Drüsenfunktion gestört ist, sollte bis zu viermal täglich je 15 Tropfen Scrophularia-Tinktur einnehmen. Man kann die Knotige Braunwurz gut kombinieren mit dem Blatt der Walnuß (Juglans regia) und mit dem Gewöhnlichen Stiefmütterchen (Viola tricolor). Die beiden letztgenannten Pflanzen wirken sich gleichfalls auf das Drüsensystem aus.

Früher meinte man, Kinder, die infolge ausgebliebenen Blasensprungs mit den noch heilen Eihäuten – einer sogenannten »Glückshaube« – geboren werden, entwickelten später einmal besondere Gaben. Wie dem auch sei – solche Menschen sollten die Knotige Braunwurz nicht verwenden. Das Kraut könnte die hormonalen Kräfte zu stark anregen und letztlich womöglich zu psychischen Schäden führen.

4. Einige Homöopathische Mittel bei Frauenleiden

Die Schulmedizin kennt mannigfache Mittel gegen unangenehme Symptome. Aspirin beispielsweise vertreibt Kopfweh, ohne die Ursache zu berücksichtigen. Penicillin bekämpft eine bakterielle Infektion, indem es zwar die pathogenen Keime zerstört, leider aber auch diejenigen, die für das körperliche Wohlbefinden benötigt werden. Hier bleibt gleichfalls die Ursache unberücksichtigt. Man kann also davon ausgehen, daß eine »Heilung« mittels allopathischer Mittel im Grunde nur eine *Scheinheilung* ist. Sie trägt nicht zur Harmonisierung der Gesamtkonstitution bei. Wenn man an die Nebenwirkungen der Chemopharmaka denkt, könnte man eher das Gegenteil annehmen. Es handelt sich in der Regel um rein stoffliche Substanzen. Soundsoviel Milligramm von dieser Droge, soundsoviel Milligramm von jener – das sind allophatische Richtlinien. Es ist im Grunde eine rein physische Angelegenheit. Allopathische Medikamente wirken sich größtenteils auf die stoffliche, die körperliche Komponente des Menschen aus.
Im physischen Bereich des Menschseins offenbart sich ja letztlich die Krankheit. Sie äußert sich hier so, daß stoffliche Beweise für ihr Vorhandensein sichtbar werden. Ein auf allopathischer Basis arbeitender Arzt, der sich strikt an der Denkweise der Schulmedizin orientiert, wird erst dann von einer Krankheit sprechen, wenn er dafür greifbare Beweise hat. Die Krankheit muß am Körper sichtbar sein. Die Diagnosestellung des ausgesprochenen Schulmediziners beruht auf der Feststellung von Krankheitszeichen, den Symptomen. Die Schulmedizin hat jedoch über Forschung und Lehre einen wichtigen Punkt aus den Augen verloren, nämlich den, daß sich eigentlich jeder Arzt bei jedem Patienten vorrangig die Frage stellen muß: *Wo finde ich die Ursache der Krankheit?*

Jede Krankheit hat eine nicht-stoffliche Ursache. Selbst eine so belanglose Unpäßlichkeit wie ein leichter Schnupfen wurzelt irgendwo im Nicht-Stofflichen, im Geistigen. Der Urgrund einer Krankheit läßt sich mit allopathischen Methoden nicht nachweisen. Da aber die Schulmedizin in unserer Kulturepoche als kompetent gilt (um nicht zu sagen »an der Macht ist«), werden Auffassungen, die nicht in den abgesteckten Rahmen der offiziellen Wissenschaft passen, einfach nicht akzeptiert, ja, sie werden sogar häufig in den Umkreis von Aberglaube und Scharlatanerie verwiesen. Aber lassen wir das.

Die eigentlichen Krankheitsursachen wurzeln im Geistigen. Die sich hier abspielenden Prozesse lassen sich nicht mit einem genormten Maß- und Gewichtssystem erfassen.

Die Homöopathie beruht im Grunde auf einem Prozeß, den ich »Vergeistigung der Materie« nennen möchte. Sie bedient sich der Materie in stark verdünnter Form. Es handelt sich dabei oft um so hochgradig verdünnte Substanzen, daß diese nicht einmal mehr im Heilmittel nachweisbar sind. Dennoch sind sie hochwirksam. Ein homöopathisches Präparat beeinflußt nämlich den nicht-stofflichen Teil des Menschseins. Die Homöopathie gestattet uns den Zutritt zu jenen Bereichen, in denen die eigentlichen Krankheitsursachen wurzeln. (Näheres dazu in: *Waarom homeopathische geneeskunde* [dt.: Weshalb homöopathische Heilverfahren?]) Bei der Homöopathie handelt es sich also um ein *energetisches* Heilverfahren; d. h. homöopathische Präparate bewirken im menschlichen Körper die Freisetzung und Aktivierung nicht-stofflicher Energien.

Homöopathische Präparate bekommt man (in der Regel auf Bestellung) rezeptfrei in jeder Apotheke. Auf dem Etikett ist immer die Bezeichnung des Mittels sowie der Verdünnungsgrad angegeben – und zwar durch ein großes D (für Dezimalpotenz). D 3 bedeutet also eine dreidezimale Verdünnung = 1:1000.

Zur Herstellung eines homöopathischen Präparates benötigt man einen Urstoff (unverdünnte Substanz) mineralischer, pflanzlicher oder tierischer Art. Davon nimmt man einen Teil auf 9 Teile eines »Mediums« – beispielsweise Alkohol, Wasser, Glyzerin oder eine andere Flüssigkeit – und schüttelt alles gut durch. Man hat nun eine Verdünnung D 1. Wenn man davon wieder einen Teil mit 9 Teilen Flüssigkeit einige Zeit durchschüttelt, bekommt man die Verdünnung D 2. Auf diese Weise löst man langsam aber sicher die »inneren Kräfte« von der Materie, an welche sie gebunden waren. Im Grunde ist dies ein uralter alchimistischer Prozeß.

Ein homöopathisches Präparat aktiviert wie gesagt bestimmte Energien im menschlichen Körper. Welche das im einzelnen sind, hängt von dem verwendeten Mittel ab. Und was für Substanzen von Fall zu Fall in Frage kommen, läßt sich durch die sogenannten *Leitsymptome* ermitteln. Das sind bei der Verwendung eines unverdünnten Stoffes auftretende charakteristische Phänomene. Besonders augenfällig zeigen sie sich bei Giften. Es gibt eine ganze Anzahl von Mineralen und Pflanzen, die unverdünnt starke Reaktionen im Bereich der weiblichen Geschlechtsorgane auslösen. Verwendet man sie jedoch in homöopathischer Verdünnung, so können sie zur Behandlung entsprechender Beschwerden herangezogen werden. Die Therapie ist dann darauf ausgerichtet, in der erkrankten Körperpartie das gestörte Energiesystem wieder zu normalisieren.

Einige spezifische Frauenleiden und ihre Behandlung mit homöopathischen Mitteln

Menstruationsstörungen

Abgesehen von der Einsicht, was es mit der Menstruation eigentlich für eine Bewandtnis hat, und außer den oben besprochenen Kräutern kommen gegebenenfalls noch in Frage:

Pulsatilla D 4. Man nehme mindestens 4 Wochen lang täglich fünf Körnchen bzw. Tropfen oder eine Tablette.

Ferrum metallicum D 3. Dieses Präparat kommt vor allem bei Blutarmut in Betracht. Es stärkt die körperliche Konstitution und zugleich die Tatkraft. Man

nehme davon dreimal täglich fünf Körnchen bzw. Tropfen oder eine Tablette.
Aconitum D 3. Dieses Mittel ist anzuraten, wenn die Menstruation infolge einer schweren Erkältung, Grippe oder anderer Infektionskrankheit ausbleibt. Auch von diesem Mittel kann man einige Wochen lang zwei- bis dreimal täglich fünf Körnchen bzw. Tropfen oder eine Tablette einnehmen.

Hypermenorrhoe (übermäßige, langwährende Regelblutungen)
Lesen Sie zuerst noch einmal gut alles durch, was ich ganz allgemein über die Menstruation geschrieben habe. Wirklich übermäßige und langdauernde Regelblutungen sind nämlich selten. Vielfach wird eine an sich ganz normale Menses subjektiv als zu stark oder zu lange anhaltend empfunden. Handelt es sich aber um eine in der Regel länger als fünf bis sechs Tage währende Periode mit ständig starkem Blutverlust, so können folgende Mittel in Frage kommen:
Hamamelis D 2. Nehmen Sie einige Tage je fünf- bis achtmal eine Dosis. Sollte sich dann keine Wirkung zeigen, breche man die Behandlung ab, da in diesem Falle der große Blutverlust andere Gründe haben muß.
Crocus sativa D 30 ist ein sehr gutes Konstitutionsmittel für diejenigen Frauen, die von Natur aus zu großem Blutverlust neigen. Dies zeigt sich nicht nur während der Periode; sie tendieren beispielsweise auch zu plötzlich auftretendem und unerklärlichem Nasenbluten. Es empfiehlt sich, von diesem Mittel einmal wöchentlich fünf Körnchen zu nehmen, während der Periode auch mit Hamamelis D 2 kombiniert.

Schmerzhafte Menses
Schmerzen während der Periode treten insbesondere bei gesellschaftlich sehr aktiven Frauen auf. Einmal im Monat erfahren sie dann einen Rückschlag. Ihnen ist am besten damit geholfen, daß man ihnen Herzlichkeit, Wärme und liebevolle Zuneigung angedeihen läßt – dies gilt vor allem für den Partner. Viele Männer sind nämlich schnell bei der Hand, Men-

struationsbeschwerden ihrer Frauen als »Anstellerei« abzutun. Ich kann nur jeder Fau raten, gerade während der Periode – gleich ob diese nun mit oder ohne Schmerzen verläuft – mindestens einen Tag auszuspannen. Tun Sie es nicht denjenigen berufstätigen Frauen nach, die vor lauter Geschäft, Schule oder Büro schon ein bißchen zu einem Neutrum geworden sind. Die allmonatlich auftretenden Unpäßlichkeiten gehören nun mal zur Frau. Warum sollte man sie nicht berücksichtigen? Allerdings wird der uns vom Schöpfer zugedachte Lebensrhythmus in unserer nüchternen, ja fast unmenschlichen Zeit zu einem immer größeren Luxus.
Bei schmerzhaften Menstruationen hat sich als homöopathisches Mittel Chamomilla D 3 bewährt. Davon können während der Periode vier- bis zehnmal pro Tag einige Tropfen genommen werden.
Treten Schmerzen bei labilen, nervösen und ängstlichen Frauen auf, so ist Ignatia D 30 angezeigt – und zwar fünf Tage vor Beginn der Menstruation bis zu deren Ende täglich nach dem Frühstück eine Tablette. Frauen, zu denen dieses Mittel paßt, klagen auch häufig über ein Gefühl, als steckte ihnen irgend etwas im Hals, was sich nicht hinunterschlucken läßt.
Junge Mädchen finden oft durch Pulsatilla D 4 Erleichterung, wenn die Monatsblutung sehr schmerzhaft verläuft.
Belladonna D 4 ist angebracht, wenn bei der Menstruation nicht nur (krampfartige) Schmerzen auftreten, sondern auch ein unangenehmes Druckgefühl im Kopf.

Kopfschmerzen (als Menses-Begleiterscheinung)
Viele Frauen klagen heutzutage über Kopfschmerzen während der Periode, vor allem wenn sie die Pille nehmen. Meist beginnt das Kopfweh kurz nach dem Absetzen der Pille, aber noch vor dem Beginn der Blutung. In dieser pillenlosen Zeit treten oft ganz schreckliche migräneartige, meist stechende Kopfschmerzen auf. Bei starkem Blutandrang können die Schmerzen auch »klopfend« sein. Gleichzeitige Übelkeit bis hin zum Erbrechen sind dabei keine Seltenheit.

Das beste Mittel gegen diese Beschwerden ist es, die verdammte Pille Pille sein zu lassen und endlich einmal an den eigenen Körper zu denken. Lohnt es sich denn wirklich, zur Beruhigung und Entspannung des Partners die verhängnisvollen Auswirkungen dieses Hormonpräparats in Kauf zu nehmen? Ach, wenn's nur nicht so schön bequem und zuverlässig wäre! Keine Scherereien mit Kondomen, der Spirale oder sonstigen Verhütungsmitteln! Das bißchen Gewichtszunahme, vielleicht auch etwas erhöhter Blutdruck oder – was gleichfalls gelegentlich vorkommt – ein wenig Eiweiß im Urin? Pah, so schlimm kann das doch nicht sein! Man geht ja schließlich jedes Vierteljahr zur ärztlichen Kontrolle, nicht wahr?
Nun, wer aus Bequemlichkeit nicht auf die vermaledeite Pille verzichten will, muß sich eben mit dem Kopfweh abfinden. Dagegen gibt es schließlich genug schmerzstillende Tabletten. Denn wer seinen Körper ohnehin so mißachtet und bedenkenlos die Pille schluckt, dem macht es sicher auch nichts aus, ihn mit sonstigen Chemikalien vollzupfropfen.
Nun mögen viele Frauen einwenden, daß sie ganz bestimmt kein Kind mehr haben wollen, daß der Partner Kondome ablehnt, beim Verkehr recht sorglos ist usw. usf. – Was dann? Dann geben sie ihm am besten einmal dieses Büchlein zu lesen und appellieren an sein Verantwortungsbewußtsein, nachdem ihm klar geworden ist, welche Folgen diese Hormonpille für den weiblichen Körper haben kann (obwohl auf den ersten Blick manches für sie sprechen mag).
Sollten sich aber auch *ohne* Pille allmonatlich Kopfschmerzen oben beschriebener Art einstellen, so erzielt man meist mit Belladonna D 3 gute Erfolge. Man nehme beim Einsetzen des Kopfwehs fünf Tropfen auf einen Löffel Wasser – gegebenenfalls stündlich wiederholen, bis die Schmerzen nachlassen.

Unfruchtbarkeit, unregelmäßige Periode und Weißfluß

Gegen diese Beschwerden habe ich nach langem Suchen eine Behandlungsmethode entwickelt, die ich als *Pulsatillakur* bezeichne. Das homöopathische Präparat Pulsatilla wirkt u. a. auf die Hypophyse. Die nur

kirschgroße Hirnanhangdrüse spielt eine wichtige Rolle bei allen Prozessen im Bereich der Eierstöcke und der Gebärmutter, so auch bei der Menstruation und der Empfängnisfähigkeit. Den Weißfluß habe ich im ersten Kapitel ausführlich besprochen.
Eine funktionsschwache Hypophyse kann eine Unfruchtbarkeit der Frau vortäuschen. Als Beispiel einen Fall aus meiner Praxis: Eine etwa dreißigjährige Frau berichtete mir, daß sie und ihr Mann gerne Kinder gehabt, inzwischen aber alle Hoffnung aufgegeben hätten. Sie seien von einem Facharzt zum anderen gegangen und beide gründlich untersucht worden. Alles sei in bester Ordnung; es gebe keine Anomalie und auch sonst keinen ersichtlichen Grund für die Kinderlosigkeit. Durch eine iridologische Untersuchung stellte ich bei der Patientin eine Funktionsschwäche der Hypophyse fest – ein Idealfall für die Pulsatillakur. Ich besprach die Angelegenheit mit der Frau und schloß mit den Worten: »Sie werden sehen, in drei Monaten sind Sie so schwanger wie ein Kamel – andernfalls müssen Sie wohl noch einmal zum Frauenarzt, denn dann stimmt da doch etwas nicht.« Ich gab der Patientin genaue Informationen über das Warum und Wie der Pulsatillakur mit auf den Weg. Zweieinhalb Monate später fand ich auf meinem Schreibtisch eine Ansichtskarte, die auf der Vorderseite ein Kamel zeigte. Auf der Rückseite stand nur: »In drei Monaten . . . andernfalls . . . also doch Kamel!« Und nun fiel mir auf einmal wieder die Patientin ein. So könnte ich noch mehr Fälle anführen, in denen Pulsatilla auf direkt wunderbare Weise zum gewünschten Erfolg geführt hat.
Nun zur eigentlichen Kur: Man bestelle in der Apotheke 25 g Pulsatilla D 12 (Globuli) und Pulsatilla D 200 (Normalpackung). Wir haben es hier also mit zwei unterschiedlichen Verdünnungsgraden ein und desselben Mittels zu tun.
Bei den oben angeführten Beschwerden (Empfängnisunfähigkeit, unregelmäßige Periode, Weißfluß – besonders nach Gebrauch der Pille) nehme man am ersten Tage der Menstruation auf nüchternen Magen 5 Körnchen Pulsatilla D 200 (kleine Packung). Während der nächsten 14 Tage (nach Einsetzen der

Monatsblutung) nehme man *keines* der beiden Mittel ein. Vom 14. bis zum 21. Tag ab Beginn der Periode nehme man täglich nüchtern 5 Körnchen Pulsatilla D 12 (größere Packung) – d. h. man nimmt dann an sieben aufeinanderfolgenden Tagen jeweils 5 Körnchen Pulsatilla D 12. Dann setzt man mit dem Einnehmen wieder vollkommen aus bis zum ersten Tag der nächsten Periode und beginnt dann – wie oben beschrieben – von vorn.
Eine ausbleibende Menses kann man manchmal mit einmaliger Durchführung dieser Kur wieder »in Gang bringen«. Man beginne dann damit am Tag (und möglichst auch zur Stunde) des Neumondes (zuerst Pulsatilla D 200). (Die Mondphasen sind in vielen Jahrbüchern und Kalendern angegeben.) Am 14. Tag nach Neumond nehme man dann sieben Tage jeweils fünf Körnchen Pulsatilla D 12. Häufig – vor allem bei Ausbleiben der Regel und Weißfluß – ist es erforderlich, diese Kur mindestens vier bis acht Monate fortzusetzen, um einen dauerhaften Erfolg zu erzielen. Bei richtiger Indikation und sachgemäßer Durchführung ist die Pulsatillakur nach meinem Dafürhalten ein Wundermittel ohnegleichen. Pulsatilla reguliert auf sehr harmonische Weise die sich im Körper der Frau abspielenden geschlechtsspezifischen Prozesse. Alle Frauen, denen diese Kur geholfen hat, möchte ich bitten, mir dieses mitzuteilen. Ich kann dadurch möglicherweise meine diesbezüglichen Untersuchungen vervollkommnen bzw. Erkenntnisse vertiefen. Schicken Sie ihre Post an Jaap Huibers, c/o Aurum Verlag, Postfach 5204, D-7800 Freiburg i. Br. Von dort aus wird sie mir dann ungeöffnet zugeleitet.
Sollten die hier besprochenen Mittel nicht den erwünschten Erfolg zeitigen, so kann ein anderes homöopathisches Präparat in Frage kommen. Es würde zu weit führen, hier auf alle sich bietenden Möglichkeiten einzugehen. Abgesehen davon sollten andere Mittel nur unter fachkundiger Aufsicht genommen werden.

5. Die Frau und ihre Ernährung

Vorausschicken möchte ich die lapidare Feststellung: *Richtige Ernährung ist für jeden Menschen wichtig.* Damit ist eigentlich schon alles gesagt. Punkt. Nächstes Kapitel.

Nein, so einfach will ich es mir nicht machen. Gerade die Frau nimmt doch bei der Ernährung eine Schlüsselstellung ein. Im Grunde ist sie der Arzt der Familie – ein Arzt in der Küche. Ich weiß, nun werden viele Frauen ziemlich skeptisch dreinschauen. Verzeihung, ich habe mich geirrt: Die Männer werden skeptisch dreinschauen, denn Frauen geraten eher aus der Fassung, wenn ihnen etwas gegen den Strich geht. Dennoch ist und bleibt die Frau gewissermaßen eine »Küchenalchimistin«.

Die Frau ist ihrem ganzen Wesen nach viel empfindsamer als der Mann. Jede Frau besitzt ein mehr oder weniger stark entwickeltes Einfühlungsvermögen. Einem Mann geht fast immer das Flair ab, das der Frau angeborene Fingerspitzengefühl. Es ist daher töricht, dem Trend der Zeit folgend Mann und Frau gleichschalten zu wollen. Beide sind grundverschiedene Geschöpfe, die zusammen das Phänomen Mensch bilden. Natürlich darf man auch nicht von einer »Männerherrschaft« sprechen. Die Reaktion darauf wäre logischerweise eine »Frauenherrschaft« bar jedweder Weiblichkeit.

Die Frau trägt den Keim von Weisheit und Umsicht in sich. Diese Feststellung beruht nicht auf irgendwelchen veralteten und längst überholten Vorstellungen. Ich bin übrigens keineswegs konservativ eingestellt – ganz im Gegenteil. Diese Feststellung beruht vielmehr auf Fakten, die jeder Mensch mit eigenen Augen sehen und selbst erkennen kann. Im Hinblick auf die moderne Gesellschaftsordnung möchte ich hier noch einmal ausdrücklich betonen, daß vor allem diejenigen Frauen sich mit ihrem Frau-Sein schwertun, die ihre Weiblichkeit verleugnen. Das hat nichts mit Studium oder anderen modernen Aktivitäten zu tun. Weshalb sollte sich die Frau nicht an gesellschaftlichen Entwicklungen beteiligen? Sie muß sich aber davor hüten, die ihr angeborene Weiblichkeit zu mißachten. Bedauerlicherweise vermögen heutzutage viele Frauen nicht mehr »das Weib schlechthin« und »die Karrierefrau« unter einen Hut zu bringen. So wird beispielsweise die Beaufsichtigung der Kinder gerne dem Mann übertragen. Natürlich muß auch der Mann auf seine Kinder achten – aber er kann die Frau dabei nicht ersetzen, ebensowenig wie die Frau in typisch männlichen Interessenbereichen an seine Stelle zu treten vermag. Nur wer sich seines ureigensten Wesens wirklich bewußt ist, ist wirklich emanzipiert. Damit kommt zum Ausdruck, daß Mann oder Frau nur Dinge (gleich welcher Art) tun sollten, die sich mit ihrem geschlechtsspezifischen Wesen vereinbaren lassen. Glauben Sie ja nicht, daß die Mann-Frau-Norm ein uns kulturgebunden auferlegtes Rollenspiel ist, aus dem man ungestraft ausbrechen kann! Das stimmt nämlich nicht. Auch Vergleiche mit Verhältnissen in anderen Kulturen sollte man nicht ohne weiteres als richtig akzeptieren. Natürlich gibt es Kulturen mit einer völlig anderen Mann-Frau-Norm als der unseren. Man sollte aber die Gegebenheiten nicht aus ihrem Umfeld lösen und sie als Motivation zur *teil*weisen Änderung (oder Erklärung) unserer Situation benutzen.

Allen, die mit ihrem Mann-Sein, ihrem Frau-Sein oder mit der Mann-Frau-Beziehung auf Kriegsfuß stehen, sage ich (vor allem, wenn sie dann mit »Beweisen« aus anderen Kulturkreisen anrücken): »Menschenskind, dann wohne erst mal da und lebe so wie die Leute dort!« Aber dann gelte ich sofort als konservativer, sturer und etwas begriffsstutziger holländischer Bauer, der nicht mit der Zeit gegangen ist. Jeder mache sich selbst seinen Reim darauf.

Aber zurück zu unserem Thema, zur Ernährung. Da sieht es bei uns doch so aus: Man wohnt in einem Etagenhaus, fünf Stockwerke hoch, mit Blick auf die Schornsteine des Betriebes, der für viele Menschen aus nah und fern Arbeitsplätze geschaffen hat. Die Hausfrau stellt an ihrem Superherd rasch die Zubereitungszeit für das Fertiggericht ein und vertieft sich dann in eine Illustrierte. Sie leidet unter Weißfluß mit allen unangenehmen Begleiterscheinungen. Kurz vor sechs kommt der Mann heim, nimmt einen kleinen Sherry als Aperitif und setzt sich dann an den Tisch mit der Kunststoffplatte, die eine Holzmaserung ebenso vortäuscht wie die anderen modernen Schnickschnacks einen rustikalen Rahmen.

Natürlich gibt es Kulturen mit einer völlig anderen Mann-Frau-Norm als der unseren. Leider aber führt die Kenntnis dieser Tatsache immer nur zu einer *teil*weisen Änderung der eigenen Situation. Denn jede Gesellschaftsstruktur ist unlösbar verbunden mit den vielschichtigen Lebensumständen, unter denen sie gewachsen ist. Nur vor diesem Hintergrund wird eine Gesellschaft verständlich, denn nur dann ist sie sinnvoll.

Nach diesem Umweg kommen wir wieder zum Thema dieses Büchleins zurück: Frau sein und bleiben (unter anderem) durch die richtige Ernährung. Diese tut wie gesagt jedem gut. Dennoch ist unverkennbar, daß es Nahrungsmittel gibt, die sich vor allem auf den weiblichen Organismus auswirken. Wir kommen leicht darauf, wenn wir uns einige essentielle Unterschiede zwischen männlicher und weiblicher Wesensart vor Augen halten. Die Analogie zeigt sich in jeder Hinsicht, also auch bezüglich der Nahrung. Der weibliche Körper ist auf Reinigungsbedürfnis eingestellt, was sich u. a. durch die Menstruation äußert. Frauen – vor allem wenn sie unter Hypomenorrhoe leiden – bevorzugen im allgemeinen Vitamin C-reiche Kost. Vitamin C unterstützt u. a. aktiv die Reinigungsprozesse des Körpers. Eiweißreiche Nahrung hingegen belastet hochgradig den Chemismus des Körpers. Wer viel Fleisch oder Eier ißt, braucht einen guten Reinigungsmechanismus, sonst kommt es im Körper zu Harnsäureanreicherung, die u. a. zu Gicht und Rheumatismus, Herz- und Gefäßleiden oder Zuckerkrankheit führen kann. Bei den Reinigungsvorgängen spielen die Nieren eine ganz wesentliche Rolle. Sie sind die wichtigsten Filterorgane des

Körpers. Der weibliche Organismus benötigt jedenfalls mehr Vitamin C als der männliche. Wer für Vitamin C-reiche Zukost sorgt, verkraftet die nachteiligen Wirkungen einer eiweißreichen Mahlzeit besser. Vitamin C wirkt sich auch bei reichlichem Alkoholgenuß (vor allem bei Portwein) günstig aus.
Eine Zusammenstellung derjenigen Lebensmittel, die besonders reich an Vitamin C sind, erübrigt sich wohl. Jeder weiß, daß dies vor allem Obst und Gemüse sind. Täglich eine Orange, eine Zitrone und eine Pampelmuse sind schon eine gute Grundlage. Am besten pressen Sie die Zitrusfrüchte aus, damit der gesamte im Fruchtfleisch enthaltene Saft dem Körper zugute kommt (und nicht teilweise durch die vom Körper nicht abbaubaren Zellulosewände zurückgehalten wird).

Ernährung für die Drüsen

Die Drüsen sind komplizierte Organismen innerhalb unseres Körpers. Ich meine, daß man früher zur Anregung der Drüsen das Essen so reichlich mit Kräutern gewürzt hat. Vor allem die Lippenblütler wirken drüsenstimulierend, also beispielsweise Rosmarin, Thymian, Majoran, Bohnenkraut, Melisse, Salbei und Origano. All diese Kräuter können zum Würzen von Salaten oder Gemüsen verwendet werden. Man sollte sie aber nicht mitkochen, weil sich dabei die hochwirksamen ätherischen Öle (um die es vor allem geht) verflüchtigen. Mit ein bißchen Erfindungsgabe kann man mit Hilfe von Kräutern viel Abwechslung in den Küchenzettel bringen.

Ernährung für die Nieren

Weiter oben habe ich die Zusammenhänge zwischen Nieren und Gefühlsleben zur Sprache gebracht (siehe auch *Kräuter für Nieren, Haut und Augen* vom gleichen Verfasser). Die Tatsache, daß man Nierensteine bei Frauen viel häufiger feststellt als bei Männern, ist nicht ohne Bedeutung. Eine den Nieren zuträgliche

Kost enthält gleichfalls zahlreiche Küchenkräuter, mit denen sich die Mahlzeiten bereichern und abwandeln lassen. Nierenwirksam sind vor allem Petersilie, Sellerie und Liebstöckel. Sie regen die Nieren an und damit auch die Entwässerung und Reinigung des Körpers.

Ernährung und Bluthochdruck

Es hat sich gezeigt, daß ein Großteil der Frauen ihres zu hohen Blutdrucks wegen eine kochsalzarme Diät einhalten müssen, weil erwiesen ist, daß Kochsalz gewissermaßen das Wasser im Körper »festhält«. Das wirkt sich natürlich bei kräftig gesalzener Kost recht nachteilig aus. Man sollte daher auf das übliche Kochsalz (Steinsalz) ganz verzichten und lieber sparsam mit Seesalz würzen, das außer dem (schädlichen) Natriumchlorid auch (wertvolle) Magnesium-, Mangan- und Jodsalze enthält.
Ein klein wenig Salz benötigt freilich auch der Hypertoniker, da sich sein Körper sonst nicht zu reinigen vermag. Menschen, die sich völlig kochsalzfrei ernähren, werden meist recht inaktiv, manchmal direkt stumpfsinnig (eine Folge der Tatsache, daß dem Salz beim Denkprozeß eine entscheidende Rolle zukommt). Würde sich ein Mensch absolut salzfrei (also nicht nur kochsalzfrei) ernähren, wäre er außerstande, überhaupt (logisch) zu denken. Achten Sie einmal darauf, ob Ihre Kinder nicht in der Vorschulzeit, wo sie erstmals bewußt Lernprozesse durchmachen, klammheimlich am Salzfäßchen »naschen«. Den angefeuchteten Finger in Salz tupfen und abschlecken ist für viele Kleine etwas Wundervolles. Frauen, die schöpferisch tätig sind (auch während der Schwangerschaft), haben ein ausgesprochenes Verlangen nach *Seesalz*. Schwangere sollten daher – vor allem in den ersten Monaten – täglich ein wenig Seesalz zu sich nehmen.

Kummer wegnaschen und Vitamin B_1

Viele, ja, wirklich viele Frauen »vernaschen« buchstäblich all ihr heulendes Elend und all ihre Gemütsbewegungen. Die Leckereien, Bonbons, Weinbrandkirschen, Plätzchen, Törtchen und was es sonst noch geben mag trösten über manches hinweg. Die Frau von heute hat es oft schwer; nicht selten lastet das ganze Familienwesen auf ihren Schultern, von der Haushaltführung über Kindererziehung bis hin zu den gesellschaftlichen Verpflichtungen. Die meisten Frauen kommen über all ihren Pflichten kaum noch zu sich selbst. Niemand braucht sich darüber zu wundern, daß sich das irgendwann einmal rächt. Wie oft erleben wir nicht, daß eine Frau rank und schlank heiratete und im Laufe der Ehejahre zu einem rechten Dickerchen wurde – leider. Das tägliche Leben ist oft so beschaffen, daß es zu einer echten Belastung, vornehmlich psychischer Natur, wird. Seelische Nöte erheischen Trost. Und wenn der Mann, Freund oder Hausgenosse nicht in der Lage ist, seelischen Kummer zu kompensieren, entsteht bei Frauen leicht das, was ich »Nasch-Syndrom« nenne.

Vieles Naschen macht dick. Das ist bekannt. Wichtiger noch ist freilich die Tatsache, daß die meisten Süßigkeiten überwiegend aus wertlosen Kohlehydraten bestehen, die den Vitamin B_1 (Thiamin) – Haushalt des Körpers empfindlich stören. Zur Verarbeitung der Kohlehydrate benötigt der Mensch Vitamin B_1. Gesunde Nahrungsmittel wie Naturreis enthalten außer Kohlehydraten (beim Reis im umhüllenden Häutchen) eine entsprechende Menge Thiamin. Beim normalen Haushaltszucker ist das nicht der Fall. Nimmt man ihn zu sich, müssen die Thiaminreserven des Körpers herhalten. Vitamin B_1-Mangel jedoch führt zu einer Schwächung des Nervensystems. Die Reizbarkeit steigt, und Muskelschmerzen (im Grunde ja Nervenschmerzen) sind an der Tagesordnung. Auch *Müdigkeit* ist auf Vitamin C- und Thiaminmangel zurückzuführen. Frauen, die viel naschen, tun also gut daran, ihren Hausarzt um die Verschreibung eines Vitamin B_1-Präparates zu bitten. Besser noch ist es freilich – wie Sie sich werden denken können –,

das Naschen aufzugeben. Und am allerbesten wäre es, sich das Leben so einzurichten, daß die Nerven weniger strapaziert werden und das Verlangen nach Süßigkeiten (Trost) von daher schon nachläßt.
Letzteres wird wohl eine Utopie bleiben. Ich sage mir so oft: »Junge, trinke doch kein Bier mehr, Alkohol schadet dir nur.« Aber man gibt immer wieder nach. Charakter- oder Willensschwäche? Ich weiß nicht recht. Liebe und nochmals Liebe heißt der Hauptschalter in dem komplizierten Funktionengefüge Mensch. Es ist nicht immer ganz einfach, das Gefühl zu haben, geliebt zu werden – selbst wenn es die Mitmenschen noch so gut mit einem meinen. Ich will mich keineswegs als unnachsichtiger Naturheilkundiger aufspielen. Wir sind doch alle nur Menschen und haben unsere Stärken, aber auch (und vor allem) Schwächen. Ein bißchen sündigen ist manchmal ganz angenehm. Man stelle sich vor, der Mensch hätte nichts mehr zu sündigen! – Dann könnte man ihm ja auch nichts vergeben.
Mögen die Frauen immer an ihr Vitamin B_1 denken; es ist für sie ein »Gesellschaftsvitamin«!
Ich möchte noch einmal auf das weiter oben Gesagte zurückkommen: Mich hat nämlich eine unbändige Lust befallen, mir nochmal ein Bierchen zu genehmigen. Und wenn ich diese Sätze durchlese, verspüre ich förmlich die Empörung von Forschung und Lehre: Was soll denn das sein? Ein Gesellschaftsvitamin für Frauen? Das entbehrt doch jedweder wissenschaftlichen Grundlage! Ein Vitamin hat die und die Wirkung, sagt der Gelehrte. Und mir zum Trost werde ich jetzt nochmal ein . . ., nun, Sie verstehen. Denn im Grunde stehe ich doch voll zu meinen Ausführungen. Ich kann sie nur nicht so erhärten, wie es in unserer rational denkenden Welt erforderlich wäre. Ganz ähnlich verhält es sich mit dem Leben vieler Frauen: Tief drinnen in ihrem Herzen bewegt sie etwas, doch die rauhe Wirklichkeit stellt ganz andere Anforderungen an sie. Drum sorgt dafür, daß eure Nerven nicht »kaltgestellt« werden, sorgt für genügend Vitamin B_1! Informiert euch an Hand von entsprechenden Tabellen, welche Lebensmittel dieses Vitamin reichlich enthalten!

Ernährung und Menstruation

Während der Periode ist der weibliche Körper ganz auf Reinigung eingestellt – von Aufbau kann dann nicht die Rede sein. Für den Aufbau spielen vor allem die Eiweißkörper eine wichtige Rolle. Es ist also ganz normal, daß Frauen während der Menstruation weniger Eiweiß benötigen als sonst. Es hat sich übrigens auch gezeigt, daß Frauen diese Zeit problemloser durchstehen, wenn sie auf Fleisch, Fisch, ungesäuerte Milch und Eier weitgehend verzichten. Auch von Kaffee ist während der Periode abzuraten. Er verhält sich chemisch nämlich ganz ähnlich wie die Eiweißkörper, d. h. er führt zur Bildung schädlicher Rückstände. Gemeint ist die Harnsäure, die bekanntlich auch bei der Eiweißverdauung entsteht. Zwar verlaufen die chemischen Prozesse beim Kaffee etwas anders, der Endeffekt ist aber der gleiche wie bei den Eiweißkörpern.
Die erfreuliche Auswirkung einer vernünftigen Ernährung (im obigen Sinne) ist eine weitaus geringere Neigung zu Kopfschmerzen während der Menses. Aber auch ganz allgemeine Beschwerden lassen oft merklich nach, wenn man die Eiweißzufuhr und den Kaffeegenuß für einige Zeit drosselt.

Schlußbetrachtung

Irgendwer hat einmal gesagt: »Dein Leiden ist dein Prophet!« Oft bin ich geneigt, dem zuzustimmen. Aus unseren Beschwerden können wir ja eine ganze Menge lernen. Die Frau – und ich meine hier wirklich jede Frau – muß im Laufe ihres Lebens immer wieder mit Unpäßlichkeiten fertigwerden – Menstruation, Schwangerschaft, Niederkunft und Stillperiode, schließlich die Wechseljahre . . . Das sind alles typische Frauenbelastungen, die sich freilich auch auf die Konstitution der Frau auswirken. Der Mann lebt naturgemäß nie so »körperbewußt« wie die Frau. Deshalb jammern wahrscheinlich die meisten Männer so leicht über ihre Wehwehchen und sind in den Augen der Frau allzu überempfindlich. Der Frau bieten sich viel mehr Möglichkeiten, körperliches Wohl und Wehe kennenzulernen und zu verkraften. Stark verallgemeinernd könnte man das auf die Formel bringen: Der Mann lamentiert über körperliche Unpäßlichkeiten, die Frau bekommt die Chance, sie zu bewältigen. Lassen Sie sich daher nicht durch körperliches Ungemach aus dem Lot bringen; seien Sie sich vielmehr der tatsächlichen Vorgänge bewußt! Lassen Sie sich von irgendwelchen Emanzen oder Kaffeeschwestern nicht den Kopf verdrehen! Seien Sie einfach Frau und erleben Sie ganz bewußt Ihre Weiblichkeit – allen anderslautenden modernen Auffassungen zum Trotz! Machen Sie sich klar, daß es keine Prestigefrage ist, Mann oder Frau zu sein, daß Mann und Frau vielmehr zwei (gegenteilige) Elemente sind, die zusammen eine Einheit bilden – so wie Tag und Nacht, Kälte und Wärme, Helligkeit und Dunkelheit. All diese Gegensätze ergänzen sich zu einer harmonischen Einheit. Heutzutage spricht man weniger von Gegen*teilen* als von Gegen*sätzen.* Gegensätze sind prinzipiell verschiedene Elemente, die

einander ausschließen. Das Entwickeln von Gegensätzen ist letztlich eine verkappte Form von Machtgier. Gegenteile schließen einander ein. Ungeachtet der Verschiedenheit gelangt man zu der Erkenntnis, daß man einander braucht.
Frau-Sein ist die Konsequenz aus der Erkenntis, daß ein Zusammenwirken von Umständen einen zu einer Fau hat werden lassen. Daran läßt sich nichts ändern. Frau-Bleiben ist das Resultat des Bemühens, mit dem umgehen zu lernen, was man als Frau von Natur aus »mitbekommen« hat. Das Frau-Bleiben stößt im Laufe des Lebens auf mancherlei Hindernisse. Viele geschlechtsspezifischen Unpäßlichkeiten können sich dem Frau-Bleiben entgegenstellen. Dieses wird dann zu einem richtigen Alptraum, wenn man mit dem Geschöpf in Konflikt gerät, das man von Natur aus ist.
Gleichzeitig mit diesem Büchlein habe ich auch eines mit dem Titel *Mann sein ... Mann bleiben* verfaßt. Die Frau allein vermag nämlich nicht wirkliche Harmonie herbeizuführen. Der Mann gehört als Gegenteil dazu. Glauben Sie nun nicht, ich hielte ausschließlich den »heiligen Stand der Ehe« für der Weisheit letzten Schluß. Bewahre! Die Hochzeit zielt doch meist auf eine Legalisierung der Sexualität ab. Die Ehe ist die gesellschaftsfähige Form der Partnerschaft. Daß Mann und Frau Gegenteile sind, ist aber nicht nur sexuell zu sehen. Es ist ja durchaus möglich, daß sich eine Frau sexuell von einer anderen Frau angezogen fühlt. Ihr Gegenstück findet sie freilich nur im Manne. Daher glaube ich auch nicht, daß eine Lesbierin zwangsläufig auch eine Männerhasserin sein muß. Männerfeindinnen hadern wahrscheinlich mit ihrem Geschick, selbst Frau zu sein.
Für mich als Mann ist es sicherlich nicht ganz einfach, mich mit den Problemen der Frau auseinanderzusetzen. Eins aber habe ich beim Schreiben dieses Büchleins wieder besonders deutlich erkannt: Die Anziehungskraft einer Frau ist umso größer, je weniger sie ihre Weiblichkeit verleugnet.
Gegenteile führen naturgemäß zu Spannungen – d. h. die beiden eine Einheit bildenden Elemente stehen stets in einem gewissen Spannungsverhältnis

zueinander. Entfällt dieses, so tritt dadurch nach meinem Dafürhalten eine Wertminderung des Lebens ein. Eine Frau bleibt Frau, solange sie die Spannung zu erhalten vermag. Dann nämlich wird sie immer wieder durch die Reaktion des anderen Geschlechts auf ihre Weiblichkeit inspiriert (im positiven Sinne, versteht sich).

Nach der alttestamentarischen Schöpfungsgeschichte (1. Mos. 2,18) gab Gott dem Manne die Frau als *Hilfe* zur Seite. Diese Aussage hat viel Staub aufgewirbelt. Sie wurde teilweise nämlich so interpretiert, als sei die Frau eine Untergebene des Mannes. Einige christliche Glaubensgemeinschaften sehen es auch heute noch so. Ich meine freilich, die Bibelstelle kann auch anders ausgelegt werden. Gott schuf den Menschen. Der Mann war also da. Aber Gott merkte bald ... »es ist nicht gut, daß der Mensch allein sei«. Mit anderen Worten: Ein Mann allein ist ein hilfloses Geschöpf. Er braucht Hilfe. Diese Hilfe stellte Gott dem Manne mit der Frau zur Seite. Das Geschöpf Frau ist in meinen Augen nichts anderes als das weise Gegenstück bzw. Gegenteil zum Geschöpf Mann. Damit ist keineswegs gesagt, daß die Frau dem Manne untergeordnet wäre!

Obgleich ich Neid nicht eben für eine erstrebenswerte Neigung halte, muß ich an dieser Stelle doch eingestehen, daß ich den Frauen ein wenig ihre Wesensart neide. Die Frau birgt in sich ja Initiative und Tatkraft, wie es auch in der Symbolik zum Ausdruck kommt: Mutter Erde läßt alles wachsen und gedeihen.

Frau sein ist eine Naturgegebenheit. Frau bleiben ist ständige Pflege von Weisheit, Kreativität und Besinnung. Erleben Sie als Frau Freude an dem Geschöpf, das Sie sind und bleiben sollen!

Weitere Bücher aus dem Aurum Verlag

Reihe „Gesundheit und Ernährung“

In dieser neuen Reihe werden Bücher zum Thema der „Grenz-Medizin“ und der „Grenz-Ernährungslehre“ (auch „Alternativ-Medizin“ oder „unkonventionelle Medizin und Ernährungslehre“ genannt) veröffentlicht – Wege zu einem harmonischen Leben und zu einer glücklicheren Lebensführung.

Jaap Huibers

Gesund sein mit Metallen

2. Aufl., 176 S., mit 20 Abb., Bibl., geb.

GESUND SEIN MIT METALLEN

zeigt die vorzüglichen, seit Urzeiten bekannten und angewandten Heilmittel der Metalle in neuem Licht. Von uralten Heilprinzipien ausgehend, legt Huibers ein neuartiges Therapiebuch vor, das die einfachen und doch so wirksamen Heilweisheiten in bezug auf die Kraft der Metalle zusammenfaßt.

David A. Phillips

Gesunder Boden – gesunde Seele

Der integrale Weg zum natürlichen Leben, zu Gesundheit und Glück im Neuen Zeitalter

300 S., mit 1 Abb., Tab., geb.

GESUNDER BODEN – GESUNDE SEELE

ist kein Ernährungs- oder gar Kochbuch im üblichen Sinne; vielmehr zeigt es den integralen Weg zum natürlichen Leben, zu Gesundheit und Glück im Neuen Zeitalter. Gesundheit ist gleichermaßen Zeugnis für eine angemessene körperliche wie geistige „Diät“. Gesundheit ist derjenige Faktor, der unsere Sicht des Lebens prägt.

AURUM VERLAG · FREIBURG IM BREISGAU

Weitere Bücher der Reihe
„Gesundheit und Ernährung“

Jean Rofidal

DO-IN – Asiatische Selbstmassage

2. Aufl., 240 S., 92 Fotos, 24 Abb., Bibl., geb.

DO-IN – ASIATISCHE SELBSTMASSAGE stimuliert das Leben der Organe, stärkt alle körperlichen Funktionen, bewahrt vor Krankheit. Harmonie bedeutet vitale Kraft. DO-IN verhilft dazu mit seiner 3-Schritt-Therapie: Verbesserung der Zirkulation von Energien, energetische Aufladung, Vereinigung der Energien im „Hara“.

Jaap Huibers

Krank sein – lästig, aber doch gesund

2. Aufl., 216 S., 16 Abb., Bibl., geb.

KRANK SEIN – LÄSTIG, ABER DOCH GESUND zeigt, wie jede Krankheit reinigend wirkt. Durch sie können wir uns von Tendenzen befreien, die unserer Entwicklung abträglich sind. Krankheit trägt zur Bewußtwerdung des wahren Ichs bei, in ihr liegt die Chance, die Dinge gründlich zu ändern.

Dr. Cornelis Moerman/Rudolf Breuß

Krebs

Leukämie und andere scheinbar unheilbare Krankheiten, mit natürlichen Mitteln heilbar – Ratschläge zur Vorbeugung und Behandlung vieler Krankheiten

2. Aufl., 264 S., mit 9 Abb., geb.

Beide hier vorgestellten unkonventionellen Krebs-Therapien stärken den natürlichen Abwehrmechanismus des Körpers. Bei voller Leistungsfähigkeit des Organismus haben Krebs und andere Krankheiten keine Chance. Dieses Buch gibt Kranken neuen Mut und zeigt Gesunden, wie sie sich wirksam schützen können. Vor allem aber will es einen weiterführenden Impuls geben in der Auseinandersetzung um die Seuche unserer Zeit, den Krebs.

AURUM VERLAG · FREIBURG IM BREISGAU

Weitere Bücher der Reihe
„Gesundheit und Ernährung“

Anton Kimpfler

Die Sinne

Ihre aktive Pflege und Entwicklung

Ein praktischer Ratgeber und therapeutischer Helfer
ca. 232 Seiten, Bibliographie, Reg., geb.

Hier erfahren wir alles über den Sinn unserer Sinne. Im täglichen Leben schenken wir ihnen im allgemeinen keinerlei Aufmerksamkeit – ihr Funktionieren ist für uns selbstverständlich. Erst nach krankhaften Beeinträchtigungen oder im Zustand starker körperlicher Erschöpfung merken wir, wie kostbar unsere Wahrnehmungsorgane sind, daß wir ohne sie nicht miteinander verkehren können. Wir müssen aber durchaus nicht abwarten, bis uns eine Krankheit einholt. Es läßt sich eine wache Kontrolle ausüben über all das, was auf uns einströmt – indem wir eine Sensibilität entwikkeln für die vielfältigen Prozesse, die sich zwischen den Sinnen und ihrer Umgebung abspielen.

Augen – zu sehen, Ohren – zu hören.
Unsere Sinne – das Tor zur Welt.
Kinder reagieren auf die Reize und Anregungen ihrer Umgebung besonders empfindlich – die Sinne sind eine unentbehrliche Stütze für die körperliche und geistige Entwicklung des Menschen. Von ganz elementarer Dringlichkeit muß es also sein, sich intensiv mit ihnen zu befassen. Hinweise zur Pflege der Sinne sind dabei ebenso wichtig wie das Erkennen von Störfaktoren und Therapiemöglichkeiten. All dies leistet dieses Buch. Es basiert wesentlich auf der von Rudolf Steiner untersuchten, aber noch wenig bekannten Zwölfheit der Sinneszonen, die eine universelle Erkenntnis des Menschen ermöglicht.
Lernen wir rechtzeitig, mit unseren Sinnen richtig umzugehen, so entfaltet sich unser Wesen in eine reichere Zukunft.